郭恩绵老中医临证带教实录精粹

主审 ◎ 郭恩绵 吕静

主编 ◎

郭玲 孙劲秋

许烨

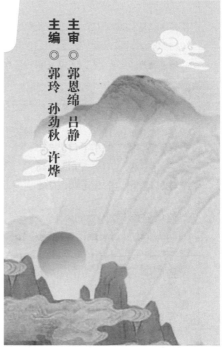

全国百佳图书出版单位

中国中医药出版社

·北 京·

图书在版编目（CIP）数据

郭恩绵老中医临证带教实录精粹 / 郭玲 , 孙劲秋 ,
许烨主编 . -- 北京 : 中国中医药出版社 , 2024. 12
ISBN 978-7-5132-8859-0

Ⅰ . R249.7

中国国家版本馆 CIP 数据核字第 2024HF1312 号

中国中医药出版社出版

北京经济技术开发区科创十三街 31 号院二区 8 号楼
邮政编码　100176
传真　010-64405721
河北新华第二印刷有限责任公司印刷
各地新华书店经销

开本 880 × 1230　1/32　印张 5.5　字数 118 千字
2024 年 12 月第 1 版　2024 年 12 月第 1 次印刷
书号　ISBN 978 – 7 – 5132 – 8859 – 0

定价　39.00 元
网址　www.cptcm.com

服务热线　**010-64405510**
购书热线　**010-89535836**
维权打假　**010-64405753**

微信服务号　**zgzyycbs**
微商城网址　**https://kdt.im/LIdUGr**
官方微博　**http://e.weibo.com/cptcm**
天猫旗舰店网址　**https://zgzyycbs.tmall.com**

如有印装质量问题请与本社出版部联系（010-64405510）

序
XU

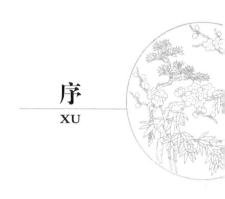

  郭恩绵先生是辽宁省中医界德高望重的前辈，学从诸国手良医，临证50余载，精勤不倦。不惑之年，组建辽宁中医药大学第一附属医院肾内科并任主任，专攻肾病，尤精于肾小球疾病和慢性肾衰竭的诊疗，其理宗《黄帝内经》，方效《伤寒杂病论》，更推陈出新，立诸法、伍验方，开创了辽宁省中医肾病虚劳水气病学术流派先河。

  先生勤于临证，屡起沉疴，医名日显，侍诊跟师者愈众，然诊室清简，面授难广。余有幸拜师郭恩绵老先生，为其学术经验继承人之一，后又攻读博士，为其门下，得先生教诲，永记于心！今郭恩绵老先生众徒，辑先生理法及医案成册，欲付梓传授，广益后学来者，嘱余作文以为序，余谨以至诚，欣然允诺。

  余观书稿，病证九章，即慢性肾衰竭、尿血、水肿、淋证、腰痛、汗证、滑精、泄泻、阳痿，皆临证常见而颇为棘手之病证。诸九章之下，分列概述、病因病机、辨证论治、临床医案：总括各家之论，并融先生所悟医理与临证经验为一体，理法于前，实战陈后，前后参详，示人以应用规矩，更于紧要发微之处，采用师徒问答形式，析理解惑、明方辨药，如跟诊在侧，真实生动，为同类书籍之少有。郭恩绵老先生发皇古义，衷中参西，将慢性肾衰竭定名虚劳水气病，总结解毒、排毒、抗毒诸法，自拟"肾衰方"及"降氮煎剂"，分期辨证，加减论治，广施临床，疗效显著。水肿临证，以"茯苓导水汤"外疏内利，自拟"利水方"补利兼施。尿血者，以"尿血方"补肾健脾、收敛固摄，则血尿得止。淋证者，以"通淋方"清热利湿、泄浊止痛，则诸病证消。同病异治，尿路感染分期不同，验方各异；异病同方，"玉肾露"系列验方补肾益精、活血通络，可治腰痛、汗证、滑精、泄泻、阳痿诸疾。字里行间，遍布临证珠玑。

古人云"博涉知病，多诊识脉，屡用达药"。然天下之病，非可尽见，若只凭一己之力摸索，囿足跬步，何时登堂探奥？本书悉心编排，稿凡数易，可供中医专业医生及学生临证参考，尤适于中医肾病医师学习，俾后学广闻肾病病证，揣摩辨治思维，捷获施治要点，乃医术精进、事半功倍之依凭。

嗟夫！医虽小道，生命之司，当立扶伤之志，行笃定坚持之功，苦学经典以立其本，勤做临床以证其真，多跟名师以承其验，常读百家以悟其新，与读者共勉，斯语代序，期书稿早日付梓，与君共飨。

辽宁中医药大学附属医院党委书记 吕静

甲辰年七月

前 言

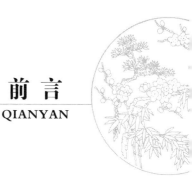

  中医学是我国传统文化的瑰宝，凝聚了无数前辈的经验和智慧。传承自古以来都是中医教育的重要方式。名老中医药专家的学术思想和临床经验是现代中医药学中的巨大财富，传承名老中医药专家宝贵的临床经验，总结其独到的学术思想，丰富中医学基础理论及治疗方法，是中医药事业发展的重要途径。

  郭恩绵教授是辽宁中医药大学博士研究生导师，师承于李玉奇教授，国家中医药管理局第四批、第五批、第七批全国老中医药专家学术经验继承工作指导教师，从事临床、教学、科研50余年。他潜心钻研，治学严谨，熟读经典，勤于实践，善治内科杂症，尤善治肾脏疾病，对慢性肾衰竭有独特的认识，已形成了完整的诊疗体系，临床疗效可观，影响深远。

  本书以肾脏内科常见病、多发病为纲，深入探讨其病因病机及辨证论治，并结合临床典型医案，剖析其理法方药规律，总结其学术思想，以期为临床治疗提供更多的思路，促进中医药在该领域的进一步发展，惠及更多人群。书中以师生互动问答解读病案，形式新颖，更便于读者理解掌握。

郭恩绵教授已年过八旬，依然精力充沛，神采奕奕，工作在临床第一线。作为一名医生，他工作认真负责，医术精湛，医德高尚，科研态度端正，精益求精；作为一名教授，他为人师表，诲人不倦，治学理念严谨，硕果累累；作为一名同事，他古道热肠，心底无私，更是我们的倾心至交。与他一起工作，我们无时无刻不在被他所感染，为他乐观向上、积极进取的生活态度所感染；为他实事求是、一丝不苟的治学态度所感染；为他不辞辛苦、浑然忘我的工作态度所感染。

郭恩绵教授师承于大家，并成为大家，是我辈的传道者、领路人，亦是奋斗的目标、学习的楷模。岐黄薪火，同侪共襄。书出引玉，期待交流共鸣，批评指正，不胜欣喜。

目 录
MULU

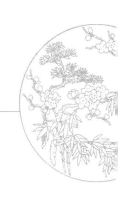

第一章
慢性肾衰竭

一、概述

　　慢性肾衰竭在中医古籍中没有相对应的病名。患者临床表现为神疲乏力、颜面或肢体浮肿、面色晦暗无华、食少纳呆、恶心呕吐、大便溏薄、尿少或尿闭等，可据此将其归属"虚劳""癃闭""肾衰""关格""水肿""溺毒"等疾病范畴。《中医临床诊疗术语》中将其命名为慢性肾衰竭。郭恩绵认为，慢性肾衰竭是由肺脾肾功能失职，水液不行，湿浊不化所致的一种病证，符合《金匮要略》所载"水气病"的特点；又兼有脏腑亏损，气血阴阳虚衰，久虚不复成劳之"虚劳病"的特点，故将其命名为"虚劳水气病"。西医将其定义为慢性肾脏病（chronic kidney disease，CKD），涵盖了慢性肾衰竭（chronic renal failure，CRF）、慢性肾损伤等名称，成为对各种原因引起的慢性肾脏病（病程在 3 个月以上）的统称。

二、病因病机

1.病因

本病多由先天禀赋不足、后天失养、外邪侵袭、饮食不节、劳倦过度、久病失治等所致。郭恩绵认为，慢性肾衰竭由水气病发展而来，病因包括外感及内伤。外风夹寒夹热，侵袭肺卫，肺失通调，风水相搏，发为水肿；久居湿地，冒雨涉水，水湿内侵，困遏脾阳，水无所制，发为水肿；或嗜食辛辣肥甘，酿生湿热，损伤脾胃，或饮食不周，脾运不健，水湿壅滞，发为水肿；或先天禀赋不足；或劳倦内伤，或纵欲过度，或生育过多，或久病不复，损伤脾肾，水湿输布失常，溢于肌肤，发为水肿。水气病日久不愈，耗伤气血导致脏腑、气血阴阳俱虚则成虚劳病。

2.病机

关于本病的病机，多数学者认为其病机复杂、病程缠绵，属虚实夹杂之证。其"本"多为脾肾及气血阴阳的亏虚，其"实"多与水湿、痰浊、湿热、毒邪、瘀血有关。郭恩绵认为，肾虚毒蕴是本病的病机关键；肾虚是发生发展的内在因素；肾元虚衰，浊毒内蕴，是毒邪产生的根本原因；而毒邪，包括水毒、湿毒、痰毒、瘀毒，毒邪深伏久滞是经久不愈、变证丛生、肾功能逐渐恶化的重要因素，证属本虚标实。

（1）脾肾虚衰，久蕴成毒

肾为先天之本，藏精主水司气化，为一身阴阳之本。脾为后天之本，主运化、升清、统血，为气血生化之源。脾肾两脏为先后天之关系，互相资助，相互促进。因先天禀赋不足，或外感六淫、七情内伤、饮食失节、劳倦过度、年老体衰，或水肿、淋证、尿血、消渴、眩晕等久病迁延、失治、误治，脾虚及肾，或肾虚及脾，终致脾肾虚损。

若肾气（阳）不足，失于气化温煦，则"水中清者"不能蒸腾上升，布散周身，精微下注；"水中浊者"不能化成尿液，转输膀胱，则水湿内停，表现为蛋白尿、水肿、尿少、腰酸畏寒等。如《素问·水热穴论》载："肾者，胃之关也，关门不利，故聚水而从其类也，上下溢于皮肤，则为跗肿。"

若肾阴不足，虚火内炽，灼伤肾络，络伤血溢，渗入膀胱，则见尿血；肾阴久虚，阴损及阳，肾气亏虚，封藏失职，精微下流，则见蛋白尿；肾阴不足，水不涵木，肝阳上亢，扰于清空，则头晕目眩。

若脾胃虚弱，运化失职，脾不升清，胃不降浊，湿浊内生，复困于脾，则出现纳呆、呕恶、脘痞、腹胀、泄泻等表现。如《素问·阴阳应象大论》载："清气在下则生飧泄，浊气在上则生䐜胀。"气血生化乏源，故见精神不振、倦怠乏力、面色萎黄、唇甲色淡等表现。

脾肾亏虚，气化失职，水湿久留，凝聚为痰；或湿郁化热，炼液为痰；或肾中水湿蓄蕴不化，积水成饮，饮凝成痰；或湿浊之邪久羁为痰。李中梓在《证治汇补》中曰："痰之源，出于肾，故劳损之人，肾中火衰，不能收摄邪水，冷痰上泛者，宜益火之源。"《明医杂著》亦载："痰之本，水也，原于肾；痰之动，湿也，主于脾。"

久病入络，瘀阻肾络。脾肾亏虚，水湿久留，阻遏气机，血行不畅，瘀血内生；或久病入络，因虚致瘀。CKD 常病情沉痼，反复不愈，久病必虚，或气虚血运无力致瘀，或阳虚寒凝致瘀，或阴虚脉道涩滞为瘀。

脾肾虚损，水湿、痰浊、血瘀等病理产物停积体内，日久蕴结成毒。正如《金匮要略心典》载："毒，邪气蕴蓄不解之谓。"水毒、湿毒、痰毒、瘀毒，既是病理产物，又是新的致病因素，伤及脏腑，损及经络，耗损正气，进一步损伤肾络，终致肾脏衰竭，五脏失司，脾阳衰败，气血阴阳失调，变证丛生，发展为终末期肾衰。其临床表象为正虚，实则内毒使然。如《景岳全书·淋浊》载："大抵此证，多由心肾不交，积蕴热毒所致。"

综上所述，脾肾虚损是 CKD 的病理基础，而肾虚是其发生发展的内在根据，是毒邪产生的根本。正如《医宗必读·水肿胀满》载："水虽制于脾，实统于肾，肾本水脏而元阳寓焉。既不能自制阴寒，又不能温养脾土，则阴不从阳而精化为水。"

（2）毒邪深伏，正气衰败

郭恩绵认为，CKD 之毒为内生之毒，毒邪伤其脏腑，损其经络，耗伤正气。内毒包括水毒、湿毒、浊毒、瘀毒。毒邪性善内伏，由微及渐，伺机再起，或因盛而变，充斥表里，弥漫三焦，耗损正气，伤及脏腑。热毒伤阴，寒毒伤阳，毒损脏腑，肾气衰惫，脾阳衰败，气血阴阳失调而引起诸多复杂的临床综合征，久之肾脏气化泄毒之用减退乃至废用，以致形成恶性循环，终致五脏受损，波及六腑，虚损难复，肾功能渐行恶化。

毒邪弥漫，致损广泛。湿毒、浊毒蒙蔽清阳，则眩晕昏冒；湿毒阻滞中焦，脾胃升降失常，则口秽便溏、纳呆呕吐；湿毒流注下焦，肾失分清泌浊，精微下注，则出现蛋白尿；水毒泛溢肌肤，则肤痒肢肿；瘀毒壅塞，新血不生，则面色苍白或淡暗、肌肤甲错；血溢脉外，则衄血、尿血；瘀毒痹阻心脉，则胸痹心痛；瘀毒阻滞肾络，气血不畅，则腰痛固定、舌暗脉涩。而各系统诸多复杂的临床表现以毒邪蕴积为病机重点。

若湿毒郁久复盛，病证渐行恶化，病情危笃，变化多端。终末期肾衰，湿浊毒蕴，内陷心包，扰乱神明，则胸闷心悸、烦躁谵语；或瘀毒动风，气血上逆，蒙蔽神窍，则嗜睡神昏、痉厥抽搐；或水毒凌心射肺，遏伤心阳，而致胸闷气短、喘脱之恶候，甚至阴竭阳亡。如慢性肾功能不全合并心衰、心肌病、心包炎、高血压、尿毒症性脑病、尿毒症肺炎、消化道出血、贫血等多系统功能障碍，为内毒横暴所致，即"变由毒出"之谓。

水毒、湿毒、浊毒、瘀毒互相影响，相兼互化。湿聚成痰，水泛为痰；痰湿阻滞，水停气阻，气滞则血瘀；**"血不利则为水"，以致水湿毒邪、痰瘀毒邪、湿热毒邪、湿瘀毒邪等兼夹并存，其中瘀毒贯穿始终。**研究表明，瘀血贯穿 CKD 整个病理过程，肾络瘀滞是肾小球硬化、肾小管萎缩和肾脏纤维化的基本病理机制。在肾脏纤维化的过程中，肾脏血流动力学改变，免疫介导的凝血机制被激活。临床检查还发现 CKD 患者血液黏稠度增高，B 超检查示双肾缩小，肾脏病理检查示血管增厚、细胞增殖、纤维蛋白样物质沉积、血栓形成、肾小球硬化和肾脏纤维化等。此与瘀毒毒性最剧、善扰络脉、滞气浊血、深伏久滞、根深蒂固的特点相吻合。**故瘀毒阻于肾络是促进肾小球硬化和肾小管间质纤维化发生发展、肾功能进行性减退的重要因素，它贯穿CKD肾脏纤维化的所有阶段。**

因此，毒邪相兼互化、深伏久羁是CKD病情缠绵、变证丛生、肾功能逐渐恶化的重要因素，其中瘀毒贯穿CKD整个病变过程。

综上所述，肾虚毒蕴为CKD病机关键。患者病机常见因虚致实，由实致虚，肾脏虚衰，多脏受累，毒邪弥漫，深伏久滞，广泛内损，变化多端。证属本虚标实，虚实夹杂。本虚为五脏俱虚，且以脾肾亏虚为主；气血阴阳皆损，且以气阴两虚多见；**毒邪为标，水毒、瘀毒、湿毒、痰毒相兼互化，而瘀毒贯穿CKD的所有阶段。**病变早期湿浊瘀毒内蕴，正气已虚；中、晚期正气衰败，毒邪肆虐，病情呈进行性加重，病程中可因外感邪毒、尿路梗阻、饮食不节、情志不遂、劳倦内伤及肾毒性药物等因素诱发或加剧病情，难以逆转，最终进展到尿毒症阶段。

三、辨证论治

1. 治则治法

郭恩绵根据脾肾虚损、毒邪弥漫、深伏久羁的病机特点，从肾虚毒蕴论治，提出了解毒、排毒、抗毒多法并用，攻补兼施的治疗原则，包括辨证求因、审因论治以解毒。其临床常用利尿、通腑，因势利导以排毒；健脾益肾、益肺固卫、扶正治本以抗毒，虚实兼顾，全方位、多途径祛毒外出。即以减少生成、抑制吸收、增加排泄为原则，通过药物治疗和饮食调摄，减轻症状、改善肾功能、保护残存肾单位、有效延缓肾衰竭的发展。

（1）解毒法

1）湿毒

治宜芳香化湿、健脾燥湿。脾运得醒，浊邪得化，湿去则毒自消。适用于湿浊中阻证。症见：身重困倦，脘腹痞闷，纳呆呕恶，大便溏泄，苔白腻，脉濡滑。

常用药物：以藿香、佩兰、薏苡仁、橘皮、茯苓、苍术、白术、豆蔻、砂仁等芳香化湿、健脾行气。

①湿毒热化者：清热化湿解毒。

症见：脘腹痞闷，口苦口黏，呕恶泄泻，或发热心烦，大便干结，小便短赤，或小便频急涩痛，或皮肤瘙痒，风疹湿疮，舌红，苔黄腻，脉濡数。

常用药物：以土茯苓、白花蛇舌草、苦参、茵陈、黄芩、黄柏、蒲公英、石韦、白茅根、虎杖等清热利湿，使湿热毒邪从中、下二焦分消而解。以白鲜皮、地肤子祛风燥湿止痒。

②湿毒寒化者：温化寒湿解毒。

症见：脘腹痞满，恶心纳呆，呕吐清水痰涎，大便稀溏，畏寒肢冷，或腰酸冷痛，浮肿尿少，舌质淡胖，舌苔白腻，脉濡缓。

常用药物：以生姜、半夏、豆蔻、砂仁、厚朴、紫苏梗、干姜、淫羊藿、仙茅等温化寒湿，使寒湿浊毒之邪从中焦内化而解。

2）水毒

根据叶天士分消走泄大法，倡导开上、宣中、导下之原则。治宜开宣肺气、温肾健脾、淡渗利尿，肺脾肾同治。同时注意行气活血，血不利则为水，气行则水行，气畅则瘀消，经通络畅，水消毒解。适用于治疗各种湿证、水肿证。

常用药物：紫苏叶、淡竹叶、桂枝、桑白皮、黄芪、党参、柴胡、白术、茯苓、厚朴、猪苓、泽泻、西瓜翠衣、冬瓜皮、大腹皮等。

3）瘀毒

治宜行气活血、通络散毒。适用于各种血瘀证。症状：面色黧黑晦暗，肌肤甲错，腰部刺痛，固定不移，或蛋白尿、血尿顽固不愈，舌质暗，或有瘀斑瘀点，或舌下静脉曲张，脉涩。

瘀毒阻于肾络是导致肾功能进行性减退的重要因素，它贯穿 CKD 肾脏纤维化的所有阶段。故行气活血、化瘀解毒贯穿 CKD 治疗始终。清末周学海在《读医随笔》中曰："叶天士谓久病必治络。其说谓病久气血推行不利，血络之中必有瘀凝，故致病气缠延不去，必疏其络而病气可尽也。"医学研究表明，活血祛瘀中药可抑制炎症反应，可保护残存的肾单位，延缓肾小球硬化，有效改善肾血流灌注，减轻肾脏纤维化，延缓肾衰竭。但 CKD 患者凝血和抗凝机制紊乱，一方面瘀血内停，另一方面气不摄血和湿毒化热迫血妄行以致出血，二者常兼夹存在。郭恩绵强调临床应谨慎求辨，治疗用药注意事项如下。

①注意扶正祛瘀。所谓久病入络，因虚致瘀，或滋阴，或益气，或温阳，扶正祛瘀，瘀去滞消，经通络和，排毒有力。

②注意出血倾向，禁峻猛破血。不宜用峻猛破血之品，以免徒伤正气，诱发出血。

常用药物：赤芍、莪术、丹参、川牛膝、牡丹皮、当归、泽兰、地龙、桃仁、红花、水红花子等。

总之，谨守病机，各司其属。针对湿毒、水毒、瘀毒、浊毒之不同，辨证求因，审因论治；湿毒、水毒、瘀毒、浊毒兼夹互结者，当辨清主次，兼顾治疗；湿毒黏腻胶固者，瘀毒贯穿始终，故郭恩绵认为，解毒法中祛湿解毒应彻底、化瘀解毒要持久。

（2）排毒法

CKD 患者肾脏虚衰，三焦气化不畅，排毒功能障碍，以致毒邪弥漫，常规治疗难以奏效。故治疗当因势利导，针对毒邪的不同病位，就近引导，给毒出路，以排毒为治，为治标之法。如吴鞠通《温病条辨》所载"逐邪者随其性而宣泄之，就其近而引导之"，主要包括药浴散毒、通腑泄毒、利尿排毒、敷脐祛毒，是中医有效治疗 CKD 的方法。

1）药浴散毒

中药药浴散毒法是中医学中古老而独具特色的治法。CKD 患者毒邪内蕴血脉，肺气郁闭，通调失职，腠理开阖失司，浊毒不能宣透。药浴疗法一则开泄腠理，使湿浊毒邪由深出浅，随汗而解；二则解表宣肺、通调水道、利水消肿；三则"疏导腠理，通调血脉使无凝滞"（《外科精要》）。

药用辛宣透散之品，如防风、荆芥、紫苏叶、麻黄、桂枝、橘子叶等，或用祛湿解毒之品，如土茯苓、白鲜皮、地肤子等。上药包煎半小时，将药汁置入浴缸内，加入适量温水（38～40℃），患者洗浴 20～30 分钟，待微微发汗即出。特别强调要轻取其汗，以防患者卫气不足、固摄无力而使气随液脱，犯虚虚之戒。

该疗法适用于慢性肾衰竭各期，或伴有水肿或皮肤瘙痒者，不适用于高血压、冠心病、心功能不全、有出血倾向及年高体衰者。

2）通腑泄毒

通腑泄毒法是中医独具特色的治疗方法，适用于 CKD 之不同阶段。常用药物为大黄、枳实等，或中药内服，或保留灌肠。目前大黄已成为治疗慢性肾衰竭的一味专药。《神农本草经》记载大黄可"下瘀血，血闭，寒热，破癥瘕积聚，留饮宿食，荡涤肠胃，推陈致新，通利水谷，调中化食，安和五脏"。大黄入血分可泄血中之热、化血中之瘀毒，入气分可泻火解毒、燥湿攻积，可使"溺毒"从血中解，从胃肠中荡除。对于大黄的应用，郭恩绵颇有体会。

其一，根据患者大便情况决定是否应用大黄。一般大便次数减少，或便质干硬，或量少，或大便正常者适用；而不适用于泄泻者。对脾胃虚寒者，大黄的败胃作用不可忽视，否则易致脾虚之变。其二，根据邪正关系和患者的耐受情况决定大黄的用量。一般大黄用量为 5～15g，从小剂量开始，根据患者的耐受程度（胃肠道反应）逐渐增加剂量，以 1 日 2～3 次软便、自觉舒适为宜。若药后泻下明显者，处理方法有三：减少大黄用量、调整煎煮时间或用熟大黄；在原药基础上加山药、白术、石榴皮、肉豆蔻健脾涩肠止泻；将大黄与他药同煎，增加其走血分、内化湿浊之力，防泻下无度之弊。

对于口服不能耐受大黄者，仍可用以大黄为主的灌肠疗法通腑泄浊排毒。中药灌肠法是郭恩绵推崇的祛毒方法。其原理是模仿腹膜透析，通过弥散和超滤作用，清除血中"溺毒"。其作用具体表现为通腑泄浊，给邪以出路；峻药缓用，间接和胃；使部分药物吸收，作用广泛。郭恩绵精心研制的院内制剂"降氮煎剂"，具有温阳活血、解毒泄浊之功。方中重用大黄苦寒通腑泄浊、行瘀通经，以附子辛热温经通阳，佐制大黄之寒凉，两药合用去其性而存其用，明显减少了不良反应。经多年临床实践证明，本方疗效显著。临床具体操作时，郭恩绵强调要注意"三度"：深度（灌肠管插入 25～30cm）、温度（灌肠煎剂温度保持在 37～39℃）、速度（灌肠速度为 50mL/min）。保留 1～2 小时，1 日 1 次。可长期应用，未见明显不良反应。本法适用于慢性肾衰竭各期。对于呕不能食、大小便闭，或神志昏迷者，可代替口服疗法以通腑泄毒、醒神开窍。不适用于腹泻、痔疮和不能耐受者。

3）利尿排毒

CKD 毒损肾络，肾气衰微，气化泄毒功能废用，不能将浊毒排出，或水毒泛溢肌肤，甚则凌心射肺，以致水肿、胸闷、心悸、喘促难卧。治宜温肾健脾、利尿排毒。郭恩绵临床体会如下。

①CKD 早期，水肿较重，正气尚强者，尚可暂予峻下逐水剂

以利尿排毒,"大积大聚其可犯也,衰其大半而止"。对于中、晚期者,宜应用甘淡渗湿之剂,不宜强行利尿,否则徒伤正气,更伤肾脏,加重肾衰。

②注意宣畅肺气、举中气,使用提壶揭盖法,体现中医学整体观念。

③血不利则为水。瘀毒贯穿 CKD 始终,气为血之帅,气行则血行,经通络和,水退毒消,故临床温肾健脾利尿的同时,应注意行气活血化瘀法的使用。

常用药物:桂枝、桑白皮、柴胡、黄芪、肉桂、淫羊藿、白术、茯苓、猪苓、泽泻、大腹皮、西瓜翠衣等。

4)敷脐祛毒

"任维诸脉,交通阴阳",神阙穴为任脉主穴之一,为百脉之所聚、真气之所系,可主治腹泻、癃闭、水肿、虚劳诸证,加之神阙穴脂肪少、皮肤薄,药物渗入性强,可持续、充分地发挥中药药理作用,故临床采用神阙穴中药敷脐方法辅助治疗慢性肾衰竭。并配合神灯照射以使局部血液循环加速,促进药物充分吸收,对改善症状亦有良效。

(3)抗毒法

脾肾虚衰是 CKD 的病理基础,久病多脏受损,气血阴阳不足,在辨证的基础上,通过中药补肾、健脾、益肺以扶助正气的方法,调理脏腑的气血阴阳,提高机体自身的抗毒能力,减轻毒邪对机体的损害程度,即治本之法。本法包括补肾填精以固本,重视健运脾胃、调理升降,益肺固卫以防外邪。

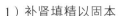

1）补肾填精以固本

肾为阴阳之本，肾气之盛衰是机体抗毒能力的物质基础和原动力，在治疗上补肾填精、增阴复阳尤为重要。郭恩绵总结多年临床经验，认为补肾填精法的使用应注意如下要点。

①补肾以益气养阴为主，慎用温燥滋腻，宜用甘平缓和之剂。《素问·至真要大论》载"夫五味入胃，各归所喜，故酸先入肝，苦先入心，甘先入脾，辛先入肺，咸先入肾。久而增气，物化之常也；气增而久，夭之由也"。CKD 患者气血阴阳俱虚，尤以肾气阴两虚证多见，故补肾宜用益气养阴法。正如《金匮要略》所载："五脏病各有所得者愈。"养阴填精者，郭恩绵善用清补，偏爱六味地黄汤之"三补三泻"，慎用滋腻之品如阿胶、鹿角胶等，妨碍胃滞脾助邪；益气温阳者，用太子参、菟丝子、枸杞子、杜仲、淫羊藿等柔和之品，慎用附子、肉桂以防伤阴血、助湿热。

②善补阳者，必于阴中求阳，则阳得阴助而生化无穷；善补阴者，必于阳中求阴，则阴得阳升而泉源不竭。

③补泻有度。《素问·经脉别论》载："生病起于过用。"郭恩绵用药十分有度，补而不过，谨防温阳日久伤阴、养阴日久伤阳。益气养阴法就是使阳在阴中缓慢升发，从而达到较低水平的阴阳平衡。黄连、黄芩等苦寒之品适证而用、适可而止，以防过用伤阳；使用西瓜翠衣等渗利之物应肿消即止，以防过用伤阴。

常用药物：根据肾中阴阳亏虚之不同选用冬虫夏草、淫羊藿、山茱萸、枸杞子、菟丝子、女贞子、墨旱莲、山药、杜仲、桑寄生、狗脊、续断、牛膝之品。

2）重视健运脾胃，调理升降

CKD 病位主要在脾肾，久则五脏六腑受病，应以脾胃为关键病位，其原因有三。

①脾胃为元气之本，气血生化之源：李东垣提出脾胃为元气之本的观点，即"人以胃气为本"，突出强调了脾胃在人体生命活动中的重要作用。如《脾胃论·脾胃虚则九窍不通论》中载："真气又名元气，乃先身生之精气也。"《脾胃论·脾胃虚实传变论》又载："脾胃之气既伤，而元气亦不能充，而诸病之所由生也。"由此说明李氏接受了《黄帝内经》中"真气者，所受于天，与谷气并而充身者也"的观点，同时强调了元气虽然来源于先天，但又依赖于后天水谷之气的不断补充，才能保持元气的充盛。清代沈金鳌认为"脾统四脏，脾有病，必波及之，四脏有病，亦必有待养脾，故脾气充，四脏皆赖煦育，脾气绝，四脏安能不病"。即脾胃强盛，化生有源，则元气随之而充盛，五脏六腑、四肢百骸皆以受气，反之，则五脏六腑必然随之而衰减，致使百病由此而生。

CKD 虽病本在肾，然脾肾在生理上相互资助，在病理上也相互影响、互为因果。临床上 CKD 患者常出现纳差、恶心、呕吐、脘腹痞满、腹泻、便秘等脾胃升降失常的症状，如《灵枢·口问》载："中气不足，溲便为之变。"揭示了脾胃与肾病的关系。《金匮要略心典》谓"欲求阴阳之和者，必于中气，求中气之立者，必以建中也"。所以慢性肾衰竭的治疗郭恩绵强调以调理脾胃为重点。

②脾胃为人体气机升降枢纽：李东垣认为，脾升胃降不仅保证饮食物的消化、吸收、排泄，而且是人体气机升降的枢纽。《脾胃论·天地阴阳生杀之理在升降浮沉之间论》载："盖胃为水谷之海，饮食入胃，而精气先输脾归肺……以滋养周身，乃清气为天者也，升已而下输膀胱……为传化糟粕，转味而出，乃浊阴归地者也。"可见脾胃不仅完成了水谷的吸收与排泄，而且对脏腑精气的升降转输起着关键作用。精气的输布赖脾气之升，浊气的排出赖胃气之降，中焦气机升降有序，则脏腑气机升降出入有度，气化功能正常；反之，脾不升清，精气升发不足，元气必虚，肺肾受损，而致五脏受累，外邪易侵；胃气不降，浊气上逆，则病发之。故郭恩绵治疗CKD尤重视调理脾胃升降。清气得升，精微得布，才能元气充沛，五脏强盛，气化有度，经通络和，瘀去滞消，则诸毒得解，从而保证人体"清阳出上窍，浊阴出下窍，清阳发腠理，浊阴走五脏，清阳实四肢，浊阴归六腑"的正常升降运动。正如《金匮要略直解》所载"此五脏皆虚，而土为万物之母，故先建其脾土……使荣卫流行，则五脏不失权衡而中气斯建矣"。

③胃气的盛衰决定预后。《景岳全书》载："凡欲察病者，必须先察胃气；凡欲治病者，必须常顾胃气。胃气无损，诸可无虑。"故"有胃气则生，无胃气则死"。

郭恩绵临床调理脾胃升降有三法：其一，健脾益气法。CKD患者临床以脾肾两虚者多见，兼夹毒邪，虚实夹杂。治疗上应以健脾益气为主。一则，改善胃肠道症状，增进饮食营养摄入及药物的吸收；二则，补后天以实先天，助肾气化，助肾生血，扶正祛邪以抗毒。"胃气壮，五脏六腑皆壮也"，健脾化湿祛其邪、益气生血养其经、气旺血行通其络、培土生金防外邪。常用香砂六君子汤、升阳益胃汤、参苓白术散等加减。临证慎用苦寒败胃、滋补碍脾之品，在清热化湿泄浊时尤当注意。

其二，和胃降浊法。湿毒隐袭潜伏，黏腻胶着，困遏中焦，脾胃升降失调，治以芳香化湿、醒脾和胃、升清降浊。若湿毒寒化者，治以温中降逆，可用吴茱萸汤、温脾汤、小半夏汤加减；若湿毒热化者，治以清化降逆，方用黄连温胆汤加减；寒热互见者，治以辛开苦降、寒温并用，常以半夏泻心汤化裁，升清降浊、斡旋气机，既清湿热之毒，又甘温补脾，以助中焦气化，因此辛开苦降法顺应脾胃的生理特性，有恢复脾胃气机升降枢纽之功，达因势利导之效，但注意黄芩、黄连的苦寒之性，不能过用久用。

其三，疏肝理气法。脾病必由肝来乘之，见脾之病，定要疏肝。肝主疏泄，调畅气机，肝木条达，气机顺畅，则脾胃升降、纳化有度。故在健脾和胃基础上佐以柴胡、白芍、郁金、香附等疏肝之品，或以小柴胡汤加减，疏理气机之升降出入、斡旋中运、通调经腑，体现中医学整体观念。

3）益气固卫以防外邪

CKD 患者脾肾亏虚，母病及子，脾虚肺弱，卫外不固，易感外邪，以致并发感冒、咳喘、淋证等，而外邪是引动伏毒肆虐为害，使病情复发或加重的重要因素之一。因此，在病愈或病情缓解阶段，培土生金、益肺固卫、扶正防邪甚为重要。可使用玉屏风散、桂枝汤、小柴胡汤等加减，或运用虫草制剂以益气固表、调和营卫、预防外邪，充分体现中医学治未病的理念。

总之，在CKD的治疗中，抗毒法是中医独具优势的一种治疗方法，尤以健脾补养后天为主，健脾益气、调理升降、助肾气化、益气生血、培土生金、益肺固卫以增强抗毒能力，体现中医学整体观念。

2. 验方

肾衰方：黄芪、太子参、藿香、佩兰、大黄、白术、砂仁、茯苓、山药、陈皮、山茱萸、牡丹皮、丹参、菟丝子。

郭恩绵自拟肾衰方以补脾益肾、祛湿化毒。中、晚期补泻兼施，常用肾衰方加减。常用黄芪、太子参、白术、山茱萸、杜仲等补脾益肾；以藿香、佩兰、砂仁从中焦内化毒邪；以土茯苓、白茅根、泽泻、大黄从二便分消毒邪；以丹参、牡丹皮、牛膝活血通络；以大黄通腑泄浊排毒，依据病情发展和患者体质，通过调整大黄的用量或煎煮时间，逐步加大祛邪力度。

3. 分型论治

郭恩绵根据脾肾虚损、毒邪内蕴的病机特点，以泄浊解毒法为核心疗法，提出不宜滋补太过，避免久行补益而生留邪之弊。因此，虚劳水气病主证型为脾肾虚损、浊毒内蕴，根据临床症状将其分为八种兼证，郭恩绵采用攻补兼施、以攻为主的八种疗法治疗该病常获良好的疗效。

（1）营血亏虚证

临床表现：面色㿠白或晦暗无华、口唇爪甲苍白、神疲乏力、气短心悸、嗜卧懒言、食少纳呆、舌淡、脉细无力等。

治则：泄浊解毒，益气养血。

药用：大黄、苦参、败酱草、藿香、佩兰、砂仁、郁李仁、人参、黄芪、当归等。

（2）兼感外邪

临床表现：发热、口干口渴、咳嗽、咳痰色黄等。

治则：泄浊解毒，清营解毒。

药用：大黄、郁李仁、生地黄、败酱草、鱼腥草、玄参、胡黄连、栀子、凌霄花等。

（3）**热扰营血**

临床表现：尿血、出血等血热妄行症状。

治则：泄浊解毒，凉血止血。

药用：大黄、蒲公英、败酱草、郁李仁、牡丹皮、生地黄、黄连、栀子、墨旱莲、三七等。

（4）**湿浊内阻**

临床表现：恶心呕吐、食少纳呆、大便稀溏等。

治则：泄浊解毒，芳香化浊。

药用：大黄、郁李仁、败酱草、藿香、佩兰、砂仁、豆蔻、半夏、陈皮、竹茹、柿蒂等。

（5）**水毒互结**

临床表现：全身浮肿、小便量少、畏风肢冷等。

治则：泄浊解毒，化气行水。

药用：大黄、郁李仁、佩兰、葶苈子、王不留行、防己、淫羊藿、党参、桂枝、茯苓等。

（6）浊毒内闭

临床表现：神昏或嗜睡、呼吸深大、谵语摸床、撮空理线等。

治则：泄浊解毒，开窍醒神。

药用：大黄、郁李仁、玄明粉、败酱草、佩兰、藿香、豆蔻、石菖蒲、郁金、冰片、麝香等。灌服苏合香丸。

（7）肝阳化风

临床表现：四肢抽搐、筋惕肉𝗽等。

治则：泄浊解毒，养阴柔肝。

药用：大黄、郁李仁、佩兰、栀子、败酱草、天竺黄、胆南星、白芍、木瓜、生牡蛎、天麻、石决明、钩藤、羚羊角等。

（8）湿阻肾关

临床表现：小便不通、尿量极少、全身浮肿、恶心呕吐等。

治则：泄浊解毒，通关利尿。

药用：大黄、郁李仁、佩兰、苦参、王不留行、杏仁、桔梗、防己、大腹皮、金钱草等。

郭恩绵治疗本病以祛邪为先，以泄浊解毒法为基础，在临床实践中结合患者不同疾病的突出症状，分为四大证型治疗。

1）湿浊中阻关格证

以恶心呕吐、尿少或闭塞不通为突出表现者，治以除湿降浊、助阳化气之法。

药用：藿香、佩兰、豆蔻、半夏、竹茹、陈皮、白术、砂仁、防己、茯苓、大腹皮、车前子、菟丝子、仙茅、大黄等。

2）湿浊不化水肿证

以高度浮肿、四肢不温为突出表现者，治以温阳益气行水之法。

药用：人参、黄芪、附子、桂枝、茯苓、泽泻、车前子、葶苈子、防己、大腹皮等。

3）湿浊化热动血证

以面色苍白、口唇爪甲无华、衄血尿血、手足心热为突出表现者，治以清热化浊、凉血止血之法。

药用：大黄、玄参、胡黄连、地骨皮、栀子、槐花、生地榆、墨旱莲、小蓟等。

4）湿蒙清阳眩晕证

以眩晕、恶心、纳呆食少、苔白腻为突出表现者，治以化湿降浊、清头明目之法。

药用：半夏、白术、天麻、陈皮、竹茹、菊花、黄芪、石决明、砂仁、豆蔻、鸡内金、焦三仙等。

四、临床医案

◎ 1. 薛某，女，62 岁。2019 年 6 月 24 日初诊。

主诉：疲乏无力，口干，手足心热，双腿沉重 9 年。

现病史：9 年前发现口干，手足心热，尿频量多，诊断为 2 型糖尿病，间断服用降糖药，未监测血糖。后因病情加重来本院住院治疗，诊断为糖尿病肾病、慢性肾衰竭，服中药汤剂加中药灌肠后病情无明显恶化。现症见：乏力口干，视物昏花，时有恶心纳呆，腰酸痛，足心热胀，夜尿 3 ～ 5 次，大便秘结，舌淡紫苔白，脉沉滑。

既往史：糖尿病病史 9 年，1 年前用胰岛素治疗，现空腹血糖 7.1mmol/L，尿蛋白（+++），尿素氮 14.31mmol/L，肌酐 274μmol/L。

中医诊断：虚劳（气血亏虚，肝阴不足，浊邪内蕴）。

西医诊断：慢性肾衰竭（失代偿期），糖尿病肾病。

治法：滋阴补肾，健脾化湿，通腑泄浊。

方药

黄芪 35g	太子参 20g	白术 15g	枸杞子 10g
泽兰 15g	菟丝子 10g	山茱萸 20g	丹参 10g
金樱子 10g	生地黄 15g	麦冬 20g	葛根 15g
胡黄连 15g	地骨皮 20g	牛膝 15g	地龙 15g
土茯苓 30g	大黄 10g（后下，据大便情况酌情加减）		

15 剂，水煎服。

二诊（2019 年 7 月 8 日）：患者自述口干、视物昏花、足心热胀症状明显缓解，乏力也较服药前大有好转，恶心纳呆症状明显，双下肢稍浮肿，仍有腰部酸痛，舌淡红，苔白腻，脉沉滑。尿常规：蛋白（++），镜检红细胞 4 ～ 10 个 / 高倍镜视野。

方 药

黄芪 30g	太子参 20g	白术 15g	砂仁 6g
豆蔻 10g	菟丝子 15g	藿香 10g	佩兰 10g
山茱萸 20g	泽泻 10g	大黄 15g（后下）	杜仲 15g
黄瓜皮 30g	半夏 10g		

15 剂，水煎服。

三诊（2019 年 7 月 25 日）：患者自述恶心症状消失，腰酸痛大减，双下肢不浮肿，舌淡红，苔白腻，脉沉滑。**复查肾功能：肌酐 203μmol/L，尿素氮 12.9mmol/L**。在上方基础上减半夏、黄瓜皮。继服 20 剂。

此后主要以补肾健脾、化湿祛浊中药汤剂治疗。随诊 1 年，肌酐 260 ～ 280μmol/L，患者病情稳定。

学生：本病例如何处方用药及其意义。

郭恩绵：本案属脾肾亏虚，浊邪内蕴。在治疗初期，患者主要表现以正虚为主，故治疗应滋阴补肾。加强肾脏固摄之力，可以减少蛋白的下渗。方中主要以黄芪、白术、太子参补气健脾；菟丝子、山茱萸益阴补阳；枸杞子、金樱子固肾益肾；生地黄、麦冬、葛根等滋阴补肾。佐以胡黄连、地骨皮滋阴清虚热；丹参、牛膝、地龙活血化瘀；土茯苓利湿祛浊；大黄通腑泄浊。复诊后，患者正虚血瘀的症状好转，故方药改为以补脾肾、化湿浊为主，随证加减而取得好的效果。

学生：若辨证准确，针对临床症状予以治疗，是否能控制病情进展？

郭恩绵：慢性肾衰竭的患者，治疗只能延缓进程，不能根除病邪，在治疗中仅能取得短暂的稳定。在这段时间内病情之所以暂时稳定，为邪气受药物所制而暂时内伏所致。这段时间过去，病邪转盛再起，重伤脏腑，而使病情变危重。所以各种疗法只能消缓其势，不能根除。这与其致病之湿浊有关，湿浊之邪黏腻重着，自然难以祛除，且其毒性甚剧，故而伤人脏腑最重，损人元气最甚。湿浊易阻遏气机，致使血瘀形成。所以在治疗过程中要注意正邪之间的关系，合理使用补泻法。

○ 2. 黄某，男，46 岁。2020 年 8 月 24 日初诊。

主诉：周身乏力两年余，加重 1 个月。

现病史：患者于两年余前自觉周身乏力，就诊于我院查肾功能示肌酐 242μmol/L，诊断为肾功能不全，住院治疗后病情好转出院，平素口服肾衰宁、海昆肾喜胶囊等药物控制病情，近 1 个月来周身乏力加重，伴腹胀。尿常规：隐血（++），镜检红细胞 3 ～ 5 个 / 高倍镜视野；**肾功能：尿素氮 24.5mmol/L，肌酐 236μmol/L**；双肾膀胱彩超未见明显异常，来门诊求治。现症见：周身乏力，时有头晕，畏寒，纳差，时有腹胀，寐可，小便正常，大便秘结。舌质淡，苔黄微腻，脉沉滑。

中医诊断：虚劳（气血亏虚）。

西医诊断：慢性肾功能不全，慢性肾小球肾炎。

治法：补肾健脾，益气养血，通腑降浊。

方药

黄芪 20g	白术 15g	太子参 15g	豆蔻 10g
山茱萸 20g	枸杞子 15g	菟丝子 10g	车前子 10g
藿香 10g	佩兰 10g	泽泻 10g	砂仁 10g（后下）
当归 15g	大黄 15g（后下）		

10 剂，水煎服。

二诊（2020 年 9 月 3 日）：患者周身乏力症状好转，畏寒减轻，二便调，近日自觉咽红，舌质暗红，苔白，脉沉。尿常规：镜检红细胞 2 ～ 3 个 / 高倍镜视野；肾功能：肌酐 192μmol/L；血常规：白细胞计数 5.4×10⁹/L，中性粒细胞百分比 76.3%，血红蛋白 125g/L。上方去当归，加牛蒡子 15g，桑白皮 15g，麦冬 20g，玄参 20g，连翘 20g，菊花 10g，薄荷 10g，金银花 15g，川贝母 10g。10 剂，水煎服。

三诊（2020 年 9 月 14 日）：自觉身体轻便许多，无咽痛，已无明显畏寒，但仍觉纳差，腹胀，舌质暗红，苔白，脉沉。血常规：白细胞计数 6.1×10⁹/L，中性粒细胞百分比 66.7%；尿常规：镜检红细胞 0 ～ 1 个 / 高倍镜视野；**肾功能：尿素氮 17.6mmol/L，肌酐 178μmol/L**。上方加枳壳 10g，陈皮 10g，神曲 15g，鸡内金 15g。10 剂，水煎服。

四诊（2020 年 9 月 24 日）：患者上述症状明显好转，体力明显增加，无畏寒，无明显腹胀，纳可，寐可，二便调，舌质淡红，苔薄白，脉沉。尿常规：镜检红细胞 0 ～ 1 个 / 高倍镜视野；**肾功能：尿素氮 11.2mmol/L，肌酐 165μmol/L**。嘱其继服上方 10 剂以巩固疗效。

五诊（2021 年 3 月 29 日）：半年后随访，患者乏力症状好转，血清肌酐维持在 200μmol/L 左右，病情稳定。

学生：本病的辨证要点为何？

郭恩绵：虚劳之证，为中医临床难治之证。患者为中年男性，久病后损伤脾肾，脾肾虚弱，气血不足，湿浊内生，故而乏力、怕冷。舌质淡、苔黄微腻、脉沉滑亦为湿邪内蕴之象。

学生：本案如何处方用药？

郭恩绵：《难经·十四难》载："损其肺者益其气，损其心者调其荣卫，损其脾者调其饮食，适其寒温，损其肝者缓其中，损其肾者益其精。"该病损其脾肾两脏，故方中以黄芪、白术、太子参等药健脾益肾；以大黄、藿香、佩兰芳香化湿、通腑降浊，同样也体现了"魄门亦为五脏使"的中医理论。全方燥脾以化中焦之湿、泻腑以利下焦之浊，用大黄取其西医学透析之意，脏腑和调，自能摄气生血，症状得以缓解。以后治疗该证，亦要本着虚劳三本"肺、脾、肾"、三禁"禁燥烈、禁伐气、禁苦寒"之旨。另

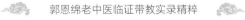

外，需嘱其慎起居，注重调护，控制蛋白质摄入量，方可更好地稳定病情。

○ 3. 李某，女，50 岁。2020 年 9 月 14 日初诊。

主诉：周身乏力 4 年，加重半个月。

现病史：患者 4 年前无明显诱因出现周身乏力，双下肢浮肿，就诊于当地医院，检查发现肌酐升高（具体值不详），诊断为肾功能不全，后经多次门诊及住院治疗，口服尿毒清等药，症状未见好转，复查肾功能，肌酐未见下降。半个月前于咽痛后出现上述症状加重，今就诊于我院门诊，现症见：周身乏力，腰膝酸软，双下肢及眼睑浮肿，肢冷畏寒，尿色淡黄，溺中多沫，大便干燥，3 ~ 4 天 1 次。既往糖尿病病史 10 年，现使用胰岛素治疗，血糖控制尚可。血压 145/80mmHg，贫血貌，眼睑苍白色淡，舌质淡，苔白厚微黄，脉沉滑。

尿常规：蛋白（++），镜检红细胞 5 ~ 7 个 / 高倍镜视野；肾功能：尿素氮 18.1mmol/L，肌酐 301μmol/L。

中医诊断：虚劳（脾肾两虚，水湿不化）。

西医诊断：慢性肾衰竭（失代偿期）。

治法：健脾益肾，祛湿化浊，利水消肿。

方 药

黄芪 30g	白术 10g	太子参 15g	砂仁 6g（后下）
豆蔻 10g	藿香 10g	菟丝子 10g	黄瓜皮 30g

西瓜翠衣 30g　大黄 7.5g（后下，根据大便情况酌情加减）
15 剂，水煎服。配合海昆肾喜胶囊 2 粒，每日 3 次口服。

二诊（2020 年 9 月 28 日）：自述服上药后浮肿减轻，大便不
干燥，但仍 3 ～ 4 日 1 次，舌质淡红，苔黄少津，脉沉滑。在上
方的基础上将大黄改为 10g（后下，根据大便情况酌情加减），加
黄精 15g，黄连 10g。15 剂，水煎服。

三诊（2020 年 10 月 15 日）：自述排便通畅，大便不干燥，日
1 ～ 2 次。乏力稍缓解。舌质淡红，苔黄，脉沉滑。**复查肾功能：
尿素氮 10.1mmol/L，肌酐 174μmol/L**；尿常规：蛋白（＋）。
上方继服 15 剂。

四诊（2020 年 10 月 29 日）：自述乏力、腰膝酸痛较之前缓
解，大便正常，小便无泡沫，尿色清。舌质淡红，苔微黄稍腻，
脉沉滑。双下肢仍有轻微浮肿。在上方的基础上去黄连，改太子
参 20g，白术 15g，加山茱萸 20g，熟地黄 15g，当归 25g，佩兰
10g。15 剂，水煎服。

五诊（2020 年 11 月 12 日）：患者仍感乏力，双下肢无浮肿，
舌淡红，苔白稍腻。上方去西瓜翠衣、黄瓜皮。继服 15 剂。

随访半年，患者仍有乏力症状，但较治疗前大减，多次复查
肾功能，肌酐 150 ～ 200μmol/L。尿蛋白（＋）。

学生：本案患者病情如何分析？
郭恩绵： 本病例辨证为脾肾两虚，水湿不化。治以健脾益

肾、祛湿化浊、利水消肿。慢性肾衰竭失代偿期，患者体内毒素物质潴留增多，临床上以脾肾两虚、阴阳俱伤、湿毒内蕴、虚实夹杂者居多。症状多见面色萎黄无华，倦怠乏力，腰膝酸软，舌淡苔白厚腻，大便秘结，脉沉滑或沉缓。故治以健脾益肾、祛湿化浊。

学生：本案应如何用药？

郭恩绵：由于补肾药物多滋腻易助湿，所以在治疗的过程中要权衡扶正与祛邪的力度。在本病例中，患者疾病初期湿浊之邪较重，故在治疗中主要用黄芪、白术、太子参、砂仁健脾利湿，配以豆蔻、藿香芳香化湿，黄瓜皮、西瓜翠衣利水消肿，菟丝子补肾。在治疗过程中患者出现湿郁化热伤津的症状，加入黄连清湿热、黄精益气增液。清热药多苦寒伤脾胃，故在热象渐消后又去掉黄连。在治疗的后期，湿浊之邪渐消，故加入山茱萸、熟地黄、当归补肾，同时加大太子参和白术的用量，加强健脾之功。我认为在慢性肾衰竭整个疾病的过程中湿浊之邪始终存在，故应用佩兰以芳香化湿。在整个治疗中补与泻熔于一炉，使补而不留邪、祛邪而不伤正，此类患者在临床上很常见，故此法在临床能取得很好的效果。

4. 张某，女，63岁。2021年5月6日初诊。

主诉：周身乏力半年，加重1周。

现病史：半年前自觉周身乏力，未引起重视。1周前出现恶心呕吐，于当地医院就诊，经检查发现肌酐 900μmol/L，诊断为慢性肾衰竭（尿毒症期），患者及家属拒绝血液透析治疗，为求中西医结合治疗而来我院。现症见：乏力，恶心，呕吐，食少，嗳气，腰酸痛，气短，心烦，心下痞满，大便成形，1 日 1 ~ 3 次，小便清长，夜尿 3 ~ 5 次。面色萎黄无华，血压 160/95mmHg，舌质淡，苔白，脉沉弱。

血常规：血红蛋白 92g/L；肾功能：肌酐 901.2μmol/L，尿素氮 39.5mmol/L，内生肌酐清除率 4.9mL/min。尿常规：蛋白（＋），镜检红细胞 3 ~ 5 个 / 高倍镜视野；B 超检查：左肾囊肿，双肾萎缩。

中医诊断：虚劳（脾肾虚损，浊毒内蕴）。

西医诊断：慢性肾衰竭（尿毒症期），慢性肾小球肾炎。

治法：健脾补肾，祛湿化浊，活血解毒。

方　药

黄芪 30g	太子参 20g	熟地黄 20g	山茱萸 20g
山药 20g	茯苓 20g	牡丹皮 20g	泽泻 20g
枸杞子 20g	菟丝子 20g	墨旱莲 20g	丹参 20g
女贞子 15g	桃仁 15g	赤芍 15g	红花 15g
半夏 15g	枳壳 15g	厚朴 15g	甘草 15g
大黄 10g（后下）	黄连 10g	黄芩 10g	

10 剂，水煎服。

二诊（2021年5月17日）：患者精神明显好转，乏力、痞满等症减轻，咽干，舌质淡红，苔白而干，脉沉。前方加玄参20g，天花粉20g以清热生津。10剂，水煎服。

三诊（2021年5月27日）：服上药后前症减轻，因食瓜果后胃中嘈杂，心慌，大便2～3次/日，舌质淡红，苔白厚，脉沉滑。**复查肾功能：肌酐680.3μmol/L，尿素氮31.0mmol/L；尿常规：蛋白（＋）。**前方去天花粉、玄参，加麦芽30g，神曲15g，山楂15g，陈皮15g，紫苏子9g。20剂，水煎服。

此后主要以健脾益肾、化湿降浊治疗，2021年9月6日复查肾功能：肌酐630.6μmol/L，尿素氮29.4mmol/L。尿常规：蛋白（＋）。**2022年2月24日复查肾功能：肌酐650.2μmol/L，尿素氮31.8mmol/L；尿常规：蛋白（＋）。**病情较稳定。

学生：为何不用大剂量泄浊药物？

郭恩绵：**本案患者脾胃虚损，湿热浊毒不得排泄，气血瘀阻，正虚邪实，为重笃之证。《医宗必读·虚劳》载："夫人之虚，不属于气，即属于血，五脏六腑，莫能外焉。而独举脾肾者，水为万物之源，土为万物之母，二脏安和，一身皆治，百疾不生。"故当以补气健脾、补肾益元为首务，兼以通腑泄浊、芳香化湿。故用黄芪、太子参、山药、甘草以益气健脾；六味地黄汤大补肾阴，大黄、黄连通腑泄浊、解毒，辅以枸杞子、菟丝子、女贞子等以加强滋肾之效。**

学生：患者已存在贫血，为何再用活血？

郭恩绵：我认为在慢性肾衰竭的晚期，毒浊血瘀较重，此时虽说正气虚损较重，但浊毒已是其主要矛盾，治疗要以祛邪为主，活血化瘀必不可少，故于方中加入丹参、赤芍、红花以活血化瘀。气为血之帅，气行则血行，故佐以枳壳、厚朴理气以助活血之力。

 5. 赵某，男，65 岁。2021 年 10 月 18 日初诊。

主诉：周身乏力酸重 3 年余，加重 2 周。

现病史：3 年前无明显诱因出现周身乏力酸重，于当地医院就诊查血肌酐升高（具体不详），诊断为慢性肾功能不全，而后口服中成药以控制病情，血肌酐持续增长。2 周前患者自觉乏力症状加重，遂到我院门诊诊治。现症见：周身乏力酸重，手足发胀，头晕头痛，腰膝酸软，面色暗黄无华，恶心欲吐，食少纳呆，脘腹胀满，尿量减少，尿色淡黄，溺中多沫，舌质淡暗，苔白厚腻，脉弦滑。血压 150/85mmHg。

尿常规：蛋白（+++）；**肾功能：肌酐 408.6μmol/L，尿素氮 21.0mmol/L。**

中医诊断：虚劳（脾肾两虚，气血不足，湿邪内停）。

西医诊断：慢性肾衰竭（失代偿期），慢性肾炎，肾性高血压。

方 药

黄芪 35g　　　太子参 20g　　　丹参 15g　　　泽兰 15g

枸杞子 20g　　白术 20g　　　　土茯苓 35g　　大黄 10g（后下）

黄瓜皮 30g　　杜仲 15g　　　　桑寄生 15g　　生石决明 35g

牛蒡子 10g　　蔓荆子 10g

10 剂，水煎服。配合降氮洗剂 150mL 保留灌肠。

二诊（2021 年 10 月 28 日）：服药后，头痛头晕已痊愈，下肢轻度浮肿，周身稍觉轻快，舌淡，苔白腻，脉沉。血压 130/80mmHg，尿常规：蛋白（+++），未复查肾功能。上方加西瓜翠衣 20g，白僵蚕 15g，蝉蜕 15g，藿香 10g。10 剂，水煎服。利水化湿，减少尿蛋白。

三诊（2021 年 11 月 8 日）：服药后小便增多，周身轻快，面色少华，已不晦暗，舌质淡，苔薄白，脉沉滑。血压 130/80mmHg。尿常规：蛋白（+）。肾功能：肌酐 351μmol/L。上方黄瓜皮、西瓜翠衣改为 35g，加车前子 20g，砂仁 10g（后下）以化湿理气。此后以此方加减，水肿消退，余症皆减。尿常规：蛋白（±），肌酐 330 ~ 350μmol/L，病情稳定。

学生：本案应如何分析？

郭恩绵：本案属脾肾两虚，气血不足，湿邪内停之证。肾阳不足，失于温煦，故腰膝酸软；气血不足，不能上呈于头，故头晕头痛。患者久病累及脾肾，故治疗以健脾补肾为主，佐以祛湿化浊。黄芪、太子参、丹参、泽兰、枸杞子等补肾健脾，土茯苓等化湿祛浊，黄瓜皮、西瓜翠衣利水。方中以补为主，随证加减。配合降氮洗剂灌肠以泄浊。慢性肾衰竭，是多种肾脏疾病的晚期综合征，其症状复杂，预后不良。其具备了虚劳证的元气亏损、气血阴阳亏虚的病机本质。对此类疾病应慎思明辨，审因逐本。

（许烨、包帅、韩诗雨）

尿 血

一、概述

尿血主要是指小便中混有血液，甚或伴有血块的病证。根据其临床表现，郭恩绵认为可将其归属中医学"尿血""血证""溺血""溲血"等范畴。

中医关于尿血的论述最早见于《黄帝内经》。如《灵枢·热病》载"热病七日八日，脉微小，病者溲血，口中干"，《素问·气厥论》中亦有"溺血"之谓。后有诸多医家论及本病，如《诸病源候论》记载"风邪入于少阴，则尿血"等。

西医学将本病分为肉眼血尿及镜下血尿，镜下血尿血量较少，肉眼不可见，是慢性肾炎的主要症状之一。按照病变部位将其分为肾性血尿和非肾性血尿，如肾炎、尿路感染、泌尿性肿瘤、肾结核等疾病皆可引起血尿。本节主要论述慢性肾小球肾炎血尿。慢性肾小球肾炎血尿分为无痛性全程肉眼血尿和镜下血尿，血尿的产生源于肾小球基底膜断裂，红细胞进入原尿，在此过程中红细胞通过滤过膜时受挤压而变形，所以肾小球血尿以畸形红细胞

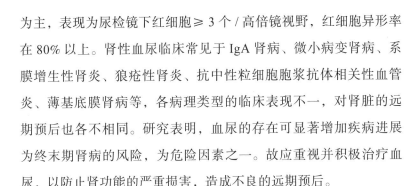

为主，表现为尿检镜下红细胞≥3个/高倍镜视野，红细胞异形率在80%以上。肾性血尿临床常见于IgA肾病、微小病变肾病、系膜增生性肾炎、狼疮性肾炎、抗中性粒细胞胞浆抗体相关性血管炎、薄基底膜肾病等，各病理类型的临床表现不一，对肾脏的远期预后也各不相同。研究表明，血尿的存在可显著增加疾病进展为终末期肾病的风险，为危险因素之一。故应重视并积极治疗血尿，以防止肾功能的严重损害，造成不良的远期预后。

二、病因病机

古代医家对血尿的病因病机亦多有论述，《素问·气厥论》载："胞移热于膀胱，则癃、溺血。"文中总结血尿与膀胱蕴热有关。隋代巢元方所著的《诸病源候论·血病诸候·小便血候》记载："心主于血，与小肠合。若心家有热，结于小肠，故小便血也。下部脉急而弦者，风邪入于少阴，则尿血。"巢氏认为心主血脉，心与小肠相表里，心热移于小肠可导致尿血；外感风邪循经伤及于肾，亦可导致血尿。清代陈修园在《时方妙用·血证》中认为："若外有所感，内有所伤，则血不循经，从上而涌，则为吐血、咯血、鼻衄、齿衄、舌衄；从下而走，则为大便血、溺血、妇人血崩。"指出外感内伤皆可导致血尿。综上所述，尿血的病位主要在肾及膀胱，其主要病机是热伤脉络或脾肾不固，血入水道而成尿血。

郭恩绵结合多年临床经验，认为肾小球肾炎早期血尿，多由外感风热时毒之邪，循经伤及肾络，迫血妄行所致。若发病日久，病情迁延不愈，邪热郁积可耗气伤津，损伤人体正气，导致脾肾两虚。血溢脉外、津液代谢失调则酿生瘀血、湿邪，二者阻滞进一步加重肾络损伤。由此可见，肾络亏损，脾肾两虚，脾不统血，肾失封藏是慢性肾小球肾炎发病的重要内因，而湿邪与瘀血则是其反复发作、缠绵难愈的病理因素。

1. 肾络亏损、脾肾两虚是慢性肾小球肾炎血尿的重要内因

（1）肾络亏损

正如《灵枢·百病始生》载："虚邪之中人也，始于皮肤，皮肤缓则腠理开，开则邪从毛发入，入则抵深，深则毛发立，毛发立则淅然，故皮肤痛。留而不去，则传舍于络脉……"文中明确提出外感邪气由表及里、由浅入深，最终伤及络脉。络脉遍布周身脏腑，可以将身体所需的气血散布全身，起到调节脏腑气血阴阳的作用，同时可作为邪气入侵机体的通路。《临证指南医案·胁痛》中载："大凡经主气，络主血，久病血瘀。"邪气伤肾或久病及肾，伤及血分以致肾络受损，进而影响肾脏生理活动。故郭恩绵结合临床经验认为外感风热时毒之邪，壅滞于肺，使肺失宣降，通调水道失常，热毒循经灼伤肾络，则发为血尿。如素体阴虚、肾水不足、作息失调等导致阴虚火旺，情志过极，郁而化热，误服或过服温补之品，化热生火，均可灼伤肾络迫血妄行而致尿血。

（2）脾肾两虚

《灵枢·口问》载"中气不足，溲便为之变"，清代沈明宗

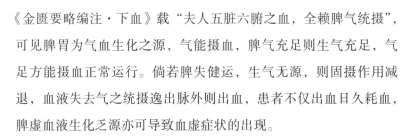

《金匮要略编注·下血》载"夫人五脏六腑之血,全赖脾气统摄",可见脾胃为气血生化之源,气能摄血,脾气充足则生气充足,气足方能摄血正常运行。倘若脾失健运,生气无源,则固摄作用减退,血液失去气之统摄逸出脉外则出血,患者不仅出血日久耗血,脾虚血液生化乏源亦可导致血虚症状的出现。

《素问·五脏别论》载"所谓五脏者,藏精气而不泻也"。清代何梦瑶《医碥·气》载"肾以闭藏为职"。肾主蛰藏,肾气封藏则精气充盈,阴阳之本充盛则周身生机旺盛;肾主水,与膀胱相表里,不仅参与一身津液代谢,还通过肾气的蒸腾与固摄调节膀胱排泄尿液。若肾气封藏失司,精微物质外泄则尿血,而机体津液代谢失调则水湿内停,泛溢肌肤,发为水肿。

2. 湿邪与瘀血则是病情反复发作、缠绵难愈的病理因素

郭恩绵认为,湿浊、瘀血贯穿病程始终,为尿血病情反复发作、缠绵难愈的重要病理因素。

湿邪有外湿、内湿之分。外湿多因久居潮湿之地,或冒雨涉水,致湿邪侵袭人体;内湿多因饮食不节,内伤脾胃,脾失健运,不能为胃行其津液而致;或情志劳倦内伤致气机不利,津液输布障碍,聚而生湿。湿性重浊黏滞,易阻气机且易袭阴位,气不行则湿不化,胶着缠绵,故湿浊作祟,病程较长,难以速愈。湿邪趋于下焦,郁而化热,湿热蕴结,则肾络受损,精微不固,故而尿血;湿邪阻于中焦,气化失常,则脾不升清,清浊不分,亦可见尿血。另有患者脾肾亏虚,中焦运化失常、下焦气化失司,更会加重湿浊停滞体内,如此循环往复,如《素问·六元正纪大论》

所云"甚则水闭胕肿",出现少尿、水肿等症状。

唐容川在《血证论·瘀血》中云:"吐、衄、便、漏,其血无不离其经,凡系离经之血,与荣养周身之血已暌绝而不合。"所出之血未能及时排出体外或消散,则留为瘀血。瘀血形成之后,停积体内不散,局部则失去血液的濡养,故瘀血既是慢性肾病的病理产物,也是加重肾脏损害的重要因素,可使病程冗长、迁延反复。瘀血可因实致瘀和因虚致瘀。湿浊内蕴或旧血停滞,阻遏气机,脉道不利,则复生瘀血;慢性肾小球肾炎病程迁延,久病必虚,气血阴阳亏虚导致血行不畅以致瘀血内生。瘀血阻于肾络,使血不归经,血溢脉外,而致尿血。肾络受阻,肾失濡养,则可加重肾虚病程。

综上所述,尿血出现的主要原因为机体正气匮乏,加之外邪侵袭与饮食劳倦、情志异常,伤及于内,湿浊内生,郁而生热,热灼脉络或肾阴亏虚,虚火内炽,灼伤脉络;脾肾亏损,气虚失于统摄而血溢脉外。离经之血未散则生瘀血,湿浊、瘀血阻于肾络,气血不达则加重肾虚,进而湿浊血瘀复生,日久湿瘀互结难解蕴结成毒,肾功能渐行恶化。

临床常常需要对真性血尿和假性血尿进行鉴别。镜下血尿时尿色没有改变,肉眼血尿的颜色可因出血量多少及尿液酸碱度的不同而不同。但尿色加深或发红并不一定是血尿,因此诊断血尿必须鉴别是真性血尿还是假性血尿。假性血尿包括食物、药物、染料引起的尿色异常及血红蛋白尿、肌红蛋白尿及月经或妇科疾病引起的样本污染。

引起假性血尿的食物主要有甜菜、红心火龙果、红苋菜、胡萝卜、蚕豆、大黄、芦荟、黑莓、蓝莓等。药物主要有氨基比林、多柔比星、呋喃妥因、非那吡啶、苯妥英钠、华法林、硫唑嘌呤、去铁胺、吩噻嗪、氯丙嗪、甲硝唑等。染料主要为酚红，此类血尿尿液镜检无红细胞、隐血试验呈阴性。血红蛋白尿呈酱油色，见于各型溶血（血型不合输血、自身免疫性溶血、阵发性睡眠性血红蛋白尿症等）、严重烧伤、疟疾、伤寒、中毒（如药物、化学品中毒及蛇毒）等，其特点为镜检无红细胞或只有少数红细胞，隐血试验呈阳性或强阳性。肌红蛋白尿呈暗红色，见于挤压综合征、缺血性肌坏死，其特点为镜检无红细胞、隐血试验呈阳性，尿液电泳试验可分离出肌红蛋白。

大部分血尿由泌尿系统疾病引起，只有少部分血尿由全身性疾病或泌尿系统邻近脏器疾病引起。可以引起血尿的全身性疾病包括引起凝血功能异常的各种血液系统疾病，以及甲状旁腺功能亢进等存在高动力循环状况的疾病。泌尿系统邻近脏器疾病主要是炎症和肿瘤。排除了以上两种情况，可以考虑血尿来源于泌尿系统本身的疾病。

一般认为，尿红细胞异形率＞80% 时考虑为肾小球源性血尿，尿红细胞异形率＜50% 时考虑为非肾小球源性血尿。肾小球源性血尿见于各型肾炎、肾病，如 IgA 肾病、奥尔波特综合征、狼疮性肾病、肺出血肾炎综合征、肾病综合征、糖尿病肾病、膜性肾病、紫癜性肾病等，此类血尿多为镜下血尿，常伴高血压、水肿、蛋白尿及管型尿。对于非肾小球源性血尿，建议完善影像学检查（B 超 /CT/MR 等检查）以明确有无尿路结石、泌尿系统肿瘤、前列

腺增生、多囊肾、肾结核、髓质海绵肾、肾梗死、动静脉畸形等
疾病。

三、辨证论治

郭恩绵认为，慢性肾小球肾炎血尿病机以正虚为本，以气阴
两虚，升清封藏失司，或化热灼伤血脉，肾络受损，精微下注为
其基本病机，以湿浊瘀血为标，证属本虚标实。若久病脾肾两脏
功能失调则人体气血阴阳亏虚、脏腑功能紊乱，百病由生。故郭
恩绵认为慢性肾小球肾炎所致血尿者，多日久不愈，涉及脾肾根
本，治疗之法绝不可急于速效。郭恩绵在治疗上强调平和之法，
既不过用补剂，又不妄用功效过于峻猛之品。

针对慢性肾炎所致的血尿，郭恩绵博通古今，自拟玉肾露2
号，又名"尿血方"，以补肾健脾、收敛固摄。方由黄芪、白术、
太子参、菟丝子、山茱萸、枸杞子、金樱子组成。**方中太子参、
黄芪、白术补气健脾，为君药，三味药均入脾经，有健脾之功，
起到以后天养先天的作用。**黄芪为补益脾气之要药，张锡纯认为：
"为其补气之功最优，故推为补药之长。"气行则血行，气足则血
固，补气养血以行滞通络、统摄血脉，巢元方《诸病源候论》载：
"若气血俱涩，则多变为水病。"通调水道可利水消肿，益卫固表
又可防外邪深入损伤肾络。医学研究证实，中药黄芪可以有效调
节人体淋巴细胞亚群比例，加快淋巴细胞的增长，具有强化人体
免疫能力的作用。而且黄芪具有保护血管内皮、抑制系膜增生的

作用，可以延缓肾小球硬化的病理进展。另有报道显示，单味黄芪制剂亦能升高人血白蛋白指标，还可通过免疫调节作用，改善肾病患者的生存状态。白术为"补气健脾第一要药"，又可燥湿利水，《本草新编》中记载："白术利腰脐之气，原是利肾中之湿也。"现代研究表明，白术多糖对淋巴细胞具有免疫调节作用，白术内酯Ⅰ和白术内酯Ⅲ具有抗炎活性，能够明显促进炎症细胞因子表达发生改变，白术内酯Ⅰ对肾脏纤维化也有一定的抑制作用。《名医别录·中品》中记载山茱萸"强阴，益精，安五脏，通九窍，止小便利。久服明目，强力，长年"。山茱萸于补益之中兼具封藏之功，既可益精，又可助阳。现代研究表明，山茱萸具有抑制血小板聚集、抗血栓形成的作用。菟丝子为平补肾阴肾阳之要药，清代医家张志聪在《本草崇原·卷上·本经上品》中如此形容菟丝子之药性，"凡草木子实，得水湿清凉之气后能发芽。菟丝子得沸汤火热之气，而有丝芽吐出，盖本性纯阴得热气而发也"。其又可固精止遗。金樱子味酸涩，清代黄元御在《玉楸药解》中记载金樱子"酸收涩固，治泄利遗精"，具有固摄肾气、防止精微外泄之功。枸杞子为平补肾精肝血之品，据《食疗本草》中记载，可"坚筋耐老，除风，补益筋骨，能益人，去虚劳"。太子参、黄芪、白术共奏补气养阴、燥湿健脾之功；菟丝子、山茱萸、枸杞子同起滋阴助阳、填精益肾之效；金樱子、山茱萸、菟丝子共奏固精止遗、补涩兼施之功。

　　郭恩绵以经验方为基础，常结合患者临床症状，进行辨证加减。

1. 辨本证

（1）脾肾气虚

临床表现：腰痛，体倦乏力，气短懒言，面色不华，纳少，脘胀，便意频数，小便频数清长，夜尿频多，舌质淡，舌苔白，脉弱。

治法：补脾益肾，固摄止血。

药物：尿血方加陈皮、茯苓、肉苁蓉、杜仲、桑螵蛸、仙鹤草、血余炭、益母草等。

（2）脾肾阳虚

临床表现：腰膝、下腹冷痛，久泄久利，或五更泄泻，完谷不化，便质清冷，或全身浮肿，小便不利，形寒肢冷，面色㿠白，舌淡胖，苔白滑，脉沉迟无力。

治法：健脾温肾，固摄止血。

药物：尿血方加淫羊藿、桂枝、杜仲、续断等。

（3）气阴两虚

临床表现：腰酸痛，面色无华，气短乏力，或午后低热，或手足心热，盗汗，口干咽燥，舌红少苔，脉细或细数。

治法：益气养阴，化瘀止血。

药物：尿血方加墨旱莲、女贞子等。

2. 辨标实

（1）湿浊证

临床表现：纳呆，恶心呕吐，口中黏腻，脘胀或腹胀，身重困倦，舌淡红，苔白厚腻，脉沉滑。

治法：补肾健脾，祛湿化浊。

药物：尿血方加厚朴、砂仁等健脾祛湿，或配柴胡、枳壳等理气之品以助化湿。

（2）湿热证

临床表现：小便短黄，或浑浊，或尿血，灼热或涩痛，口干或口苦，舌红，苔黄腻，脉滑数。

治法：益肾健脾，清热化湿。

药物：尿血方加土茯苓、白花蛇舌草等，以加强清热利湿解毒之力。

（3）瘀血证

临床表现：腰部固定或刺痛，面色晦暗黧黑，肌肤甲错，手足麻木，舌紫暗有瘀斑或瘀点，脉涩。

治法：益肾健脾，化瘀止血。

药物：尿血方加三七、茜草、蒲黄等化瘀止血之品。

郭恩绵在重视辨证论治的同时，认为预防调护在疾病的发生发展过程中同样重要。

情绪调摄：忧愁思虑则伤脾，情志抑郁易伤肝，恐惧则会损伤肾脏。而慢性肾小球肾炎血尿，病位在肾，与肝脾等脏有密切的关系。长期精神抑郁，可使气机逆乱，阴阳气血失调，脏腑功能失常，正气衰弱，卫外不固，则病邪更易乘虚侵袭机体，使病情反复难愈。正如《素问·上古天真论》中说："恬淡虚无，真气从之。精神内守，病安从来。"郭恩绵在临床上遇到因病意志消沉的患者都嘱其稳定情绪，放松思想，保持乐观的态度。即使遇到病情波动，也要泰然处之，积极治疗，树立长期与疾病斗争的信心。

生活调摄：慢性肾小球肾炎血尿多病情缠绵，迁延不愈，每因过度劳累而复发，临床治疗十分棘手。因此，合理的休息，对病情的恢复十分有益。《血证论·劳复》中说："静则气平而生阴，动则气躁而生阳，烦热喘咳，随之而作。失血病因劳动而复发者十之五六，亟宜调息瞑目，以收敛浮之气，使阴生阳秘，而血乃不复动矣。"在慢性肾小球肾炎血尿急性发作或加重时应卧床休息。可增加肾脏血流量，改善临床症状，提高治疗效果。病情稳定期，可逐渐增加室内活动，但要注意循序渐进。若身体状态尚可，还可进行一些轻松的体育锻炼，如散步、太极拳等。但需量力而行，以不疲劳为度。

饮食调摄：肾炎患者要进食易消化、性平、无刺激性的食品，以避免加重胃肠、肾脏负担。禁食葱、蒜、咖喱、芥末、胡椒、辣椒、花椒等辛辣的调味品。酒，特别是烈性酒，刺激性强，可生热助火。饮酒和进食辛辣食物可生热动火，迫血妄行，加重慢性肾小球肾炎血尿。所以慢性肾小球肾炎血尿患者应禁食辛辣食物和饮酒。

预防感冒：感冒与流感是较常见的呼吸道疾病，也是慢性肾小球肾炎血尿病情恶化的重要诱因之一。积极预防感冒对减缓慢性肾小球肾炎血尿的加重有着重要的意义，要注意气温变化，及时增减衣物，经常通风换气，保持室内空气新鲜。

四、临床医案

1.吕某，女，45岁。2019年2月19日初诊。

主诉：肉眼血尿4年。

现病史：患者4年前无明显诱因出现肉眼血尿，伴腰酸痛，反复发作，未行系统诊疗至今。为求进一步系统治疗，遂来我院门诊就诊。现症见：肉眼血尿，腰酸痛，双下肢浮肿，手足心热，纳可，寐可。舌红苔黄，脉细弱。尿常规：红细胞异形率71%，镜检红细胞30～40个/高倍镜视野。

中医诊断：慢肾风（肾阴虚，热扰肾络）。

西医诊断：慢性肾小球肾炎。

治法：滋阴补肾，清热凉血。

方药

太子参20g	黄芪30g	白术10g	白茅根20g
枸杞子10g	菟丝子10g	金樱子10g	山茱萸20g
连翘10g	小蓟20g	仙鹤草20g	老头草20g

7剂，水煎服。嘱患者调饮食、慎起居、勿疲劳。

二诊（2019年2月27日）：患者自觉腰酸痛较前减轻，下肢浮肿较前改善，仍有肉眼血尿。舌淡红苔白，脉细弱。尿常规：镜检红细胞20～30个/高倍镜视野。诊断同前。予原方加杜仲10g。14剂，水煎服。

三诊（2019 年 3 月 13 日）：患者仍觉偶有腰酸痛，血尿较前减轻，无手足心热。纳可，寐可，二便调。尿常规：镜检红细胞 10 ～ 20 个 / 高倍镜视野。舌红苔薄黄，脉沉细。诊断同前。予前方加茵陈 10g。14 剂，水煎服。

按：本案属肾阴内热为患，初诊时患者该病反复发作，日久累及元阴，故可见手足心热，热及肾络，迫血妄行，血尿反复发作。肾虚腰府失养则腰酸痛，气化不利，水液代谢失常，则见下肢水肿。舌红苔黄、脉细弱，为久病气阴两虚之象。郭恩绵以玉肾露 2 号加减，患者发病日久，有形之阴血不能速生，无形之元气则当急固，以太子参、黄芪、白术为君药，益气养阴以助养血摄脉、行水消肿；久病阴损及阳，故予菟丝子、山茱萸、枸杞子以平补阴阳；山茱萸又可与金樱子同行涩精止血之法；连翘"能泄六经郁火"，可散结滞清郁热；白茅根、小蓟、老头草清热凉血止血；仙鹤草收敛止血兼以补虚。全方益气养阴不忘清热凉血、收敛止血兼以利尿消肿。二诊患者诸症减轻，仍有肉眼血尿守原方加杜仲，杜仲"荣筋壮骨、健膝强腰"，亦可"补中、益精气"，治肾虚腰痛有标本兼治之功。三诊患者虽已无手足心热等表现，但舌象见舌红苔薄黄之热象，"恐炉烟虽熄，灰中有火也"，酌加茵陈以清利湿热。又如《本草崇原》中载："茵陈因旧苗而春生，盖因水寒之气，而具阳春生发之机。"取茵陈推陈致新之义，祛邪以扶正，以达消补兼施之效。

学生：《血证论·吐血》记载治血四法：止血、消瘀、宁血、补虚，把止血放在最前面，为什么要首先补虚呢？

郭恩绵：唐容川所说止血为益气摄血，而非单纯止血，补虚为久病致阴虚，故病之后期补阴以收功。另外处方时应慎用两类药物，一类是炒炭止血药，谨防收敛太过而有留瘀之弊；另一类则为滋腻温燥之品，以防滋腻碍胃，阻碍气机，而生闭门留寇之患。

学生：那治疗血尿也可以依据这个原则吗？

郭恩绵：当然，血尿患者症状不一，但出现症状时一般病程已不短，观其脉象多见沉脉，结合临床表现，患者脾肾两虚、肾络亏损为本病的发病基础。肾主藏精，为先天之本，肾中精气阴阳对一身脏腑的生成及功能的推动有着至关重要的作用，肾虚精亏则肾络失养，邪气循经内犯则易久羁不去；或血尿日久，脉外旧血停留，瘀血内阻，肾虚气化失常酿生湿邪，湿浊血瘀难解，更使肾络受损，肾中所藏元阴元阳则无以蛰藏，病程迁延出现气血阴阳亏虚之证。脏腑功能紊乱，抗邪无力，更易招致外邪侵袭。脾为后天之本，脾主运化为饮食物代谢过程之核心，即为气血生化之源头，脾又可运化水湿、统摄血液，治疗当培补脾肾以求本，故以补脾益肾、补气摄血止血为第一要义。

○ 2.陆某，女，36岁。2020年7月21日初诊。

主诉：血尿两个月余。

现病史：患者两个月前无明显诱因出现肉眼血尿伴有腰痛，周身乏力。于当地医院诊断为慢性肾小球肾炎，曾在外院间断口服中西药治疗，未见明显疗效，遂来我院门诊就诊。现症见：肉眼血尿，腰部酸痛，神疲乏力，咽部干痛，饮食尚可，夜寐可，二便调。舌质红，少津，苔薄黄，脉沉微数。

中医诊断：慢肾风（脾肾两虚，阴虚内热）。

西医诊断：慢性肾小球肾炎。

治法：滋阴清热，补肾健脾。

方药

党参片 15g	生地黄 15g	天冬 15g	白茅根 30g
女贞子 10g	炒牛蒡子 20g	蔓荆子 10g	山茱萸 20g
小蓟 50g	墨旱莲 30g	菊花 15g	生白术 15g

三七粉 10g（冲服）

7 剂，水煎服。嘱患者调饮食、慎起居、勿疲劳。

二诊（2020 年 7 月 28 日）：患者小便尿血颜色已转淡，仍觉腰部酸痛、少气懒言、神疲乏力，活动后加重，纳可，寐可，二便调。舌质红，苔薄少黄，脉沉。诊断同前。

方药

太子参 20g	黄芪 30g	白术 15g	柴胡 10g
白茅根 50g	茜草 20g	枸杞子 10g	菟丝子 10g
金樱子 10g	山茱萸 20g	小蓟 50g	老头草 20g

白花蛇舌草 30g

7 剂，水煎服。

按：血尿日久，阴血耗损，日久伤及元阴，元阴不足更使虚火妄动，迫血外溢，瘀血阻络，如此循环往复，虚实夹杂，经久不愈。腰部酸痛、神疲乏力，为脾肾两虚之证候，咽部干痛，结合舌脉，又兼有阴虚内热。该患者就诊时正值夏日，暑气当令，恐再耗伤气阴，因人而异，因时因地制宜，所以治疗时郭恩绵在滋阴清热的基础上，辅以补肾健脾。

学生：血尿患者以补虚为要，临床应该从何下手呢？

郭恩绵：慢性肾小球肾炎所致血尿，多日久不愈，涉及脾肾根本。治疗之法，绝不可急于速效。只宜淡味健脾、滋补肾精、缓以图治。补脾可用黄芪、白术、太子参、党参等药，使正气充足，脾气旺则升清功能正常、固摄有司、统血有权。张景岳于《景岳全书·新方八阵·补略》谓"善补阳者，必于阴中求阳，则阳得阴助而生化无穷；善补阴者，必于阳中求阴，则阴得阳生而泉源不竭"。故补肾应使用菟丝子、山茱萸、枸杞子等平补阴阳之药，补肾填精、修复肾络，慎用滋腻碍胃及辛温燥烈之品，以防变生他疾。

学生：临床纯虚之人少见，往往见到许多虚实夹杂的患者，遇到这类患者我们应该从何下手呢？

郭恩绵：慢性肾小球肾炎的病位在于肾络，湿浊、瘀血阻滞损伤肾络，故在补肾健脾、滋养肾络的同时，应祛邪通络以治其标。湿邪重浊黏腻，缠绵难愈，针对湿邪多应用健脾化湿、清热化湿等治法指导方剂的加减。湿热内蕴者，治以清热化湿，常采用白茅根、老头草、黄柏、土茯苓、苦参、白花蛇舌草、萆薢、车前子等药，使湿热邪气从下焦而出。湿浊者常应用二陈汤，如陈皮、半夏、茯苓、甘草等。寒湿者常采用淫羊藿、仙茅、砂仁、豆蔻、厚朴等辛温之品温化寒湿。若湿邪壅滞上焦，宜加用轻宣之品，如金银花、连翘、牛蒡子、桔梗等药开宣肺气、疏风解表；若湿困中焦，则加用藿香、佩兰、砂仁等芳香化湿之药；若肾气化失职，湿邪阻于下焦，可见肢体浮肿，可使用西瓜翠衣、猪苓、茯苓、薏苡仁、冬瓜皮、泽泻等药物淡渗利湿、利水消肿。

◦ 3. 张某，女，62 岁。2019 年 4 月 4 日初诊。

主诉：偶有尿色黄赤 2 年，加重 1 周。

现病史：患者 2 年前无明显诱因出现尿色黄赤，就诊于当地医院，查尿常规：蛋白（++），镜检红细胞 40 个以上 / 高倍镜视野，诊断为慢性肾小球肾炎，予替米沙坦、肾炎康复片等药物口服以控制病情，病情时轻时重，每于劳累后加重。1 周前于劳累后出现上症加重，现症见：尿色红赤，腰酸痛，肢软乏力，晨起颜面浮肿，口干咽干，大便干结，日一次，纳寐可。舌红，苔腻，脉滑。

中医诊断：慢肾风（脾肾气阴两虚，兼夹湿热）。

西医诊断：慢性肾小球肾炎。

治法：补肾健脾，清热利湿，凉血止血。

方 药

丹参 10g	太子参 15g	当归 10g	黄芪 30g
白术 10g	延胡索 10g	枸杞子 10g	菟丝子 10g
金樱子 10g	山茱萸 20g	瓜蒌 10g	芡实 10g
泽兰 10g	白花蛇舌草 20g	老头草 20g	蝉蜕 20g

7 剂，水煎服。嘱患者调饮食、慎起居、勿疲劳。

二诊（2019 年 4 月 11 日）：患者腰痛较前减轻，尿色转淡，仍有四肢酸软，咽干，偶感口渴，二便调。舌红，苔黄微腻，脉滑。诊断同前。续服上方 7 剂。

三诊（2019 年 4 月 18 日）：患者自觉晨起颜面浮肿较前改善，仍有腰痛、四肢酸软，纳可，夜寐可，二便调。舌淡红，苔薄黄，脉滑。诊断同前。予原方加茯苓 10g。14 剂，水煎服。

按：肾病多病程较长，易久病入络，肾络瘀滞，一则血不归经，血溢脉外；二则郁而化热，又迫血妄行，此外络脉中瘀血又可与湿热毒邪相结，给"标实"的治疗又增加了难度。此案本属脾肾两虚，"腰者，肾之府也"，肾气不足，腰府失养，则见腰痛。湿热内蕴，耗气伤阴，湿浊困脾，阻滞中焦，脾主四肢肌肉，营气不达四末，故可见四肢酸软；脾肾两虚水湿运化不利，可见晨起颜面浮肿；湿热久郁于内，灼伤津液，蒸于上焦，则咽干口燥，蕴于下焦，则便干难解。舌脉皆为湿热内蕴之征象。患者迁延日久，久病入络，故以补肾健脾药物为君药作为基础，以白花蛇舌草、老头草清热利湿。又加入丹参、当归、延胡索等活血养血、行气通络之品，延胡索为辛温之物，走而不守，是活血利气之要品，李时珍谓其"能行血中气滞，气中血滞"；《本草新编》记载丹参可"生新血，去恶血"，性善通行，是治血瘀证之要药，该患者湿热内蕴已久，丹参又可凉血散瘀，以破湿热血瘀互结之势。肺与大肠相表里，瓜蒌宽胸理气散结、清热润燥滑肠，上可提壶揭盖奏宽胸降气之功，下可与当归相伍共行润肠通便之效。泽兰散宿血、通水道，活血利水兼施；芡实健脾肾、涩精气，补虚止遗并用。湿热中阻，升降失司，方中酌加蝉蜕配合清热利湿之药，以复升清降浊之功能。此方经首诊、二诊共服14剂后，患者浮肿、便秘、口干咽干等症状较前改善，舌象亦从舌红苔腻转为舌淡红、苔薄黄，提示湿热之邪大势已去，仍不可掉以轻心，以防死灰复燃，故守原方进退，加茯苓以增利水渗湿之力。

学生：临床患者瘀象一般不常见，为何须消瘀？

郭恩绵：虽可不见瘀象，但临床要注意到离经之血可致瘀、气虚日久可致瘀、痰湿不化日久也可致瘀，故临床虽瘀象不显，但必不可忽视治瘀之必要。研究表明，活血化瘀中药的应用可延缓肾小球硬化，有效改善肾血流灌注，延缓肾病的进展。唐容川在《血证论·瘀血》中述："此血在身，不能加于好血，而反阻新血之化机。"瘀血不去，新血不生，进而肾络失养。活血化瘀药常使用泽兰、鸡血藤、丹参、牡丹皮、川牛膝等药；另外应用三七粉、茜草等药物散瘀止血，可使止血不留瘀。若久病患者瘀血结于肾络，非一般活血药物能除，故应采用搜风通络、辛散走窜之品，如蝉蜕、白僵蚕、地龙、水蛭等药。气行则血行，临床在活血化瘀的同时应不忘调整气机，使气血条达、旧血得去、肾络得通，使虚损的肾络得以修复。我平时喜用柴胡、郁金等药物，配合补气之品共奏调整气机之功效。此外，清气得升，浊阴得降，我亦用柴胡、升麻、蝉蜕、僵蚕等药物升举阳气，以降浊邪。

4. 吴某，女，47 岁。2020 年 4 月 27 日初诊。

主诉：腰痛两个月余，伴肉眼血尿 3 天。

现病史：患者两个月前无明显诱因出现腰部酸痛，休息后可略缓解，未予重视及诊治，3 天前出现咽痛伴有肉眼血尿，自服蒲地蓝消炎片（具体用量不详）后，自觉咽痛减轻，血尿未见明显好转，遂来我院门诊就诊。现症见：腰部酸痛伴肉眼血尿，劳累后加重，饮食可，夜眠欠佳，大便正常。舌红，苔薄黄，脉沉濡，左尺沉。

中医诊断：慢肾风（脾肾两虚）。

西医诊断：慢性肾小球肾炎。

治法：健脾补肾。

方 药

太子参 15g	黄芪 35g	白术 15g	白茅根 15g
枸杞子 10g	菟丝子 10g	金樱子肉 15g	山茱萸 15g
连翘 15g	小蓟 15g	老头草 20g	合欢皮 15g
三七 15g（研末冲服）			

14 剂，水煎服。嘱患者调饮食、慎起居、勿疲劳。

二诊（2020 年 5 月 11 日）：患者小便时尿血颜色较淡，但腰部酸痛不减，纳可，寐差，夜梦多，大便微干。舌红，苔薄微黄，脉沉滑，尺脉弱。诊断同前。

方 药

太子参 15g	黄芪 35g	白术 15g	柴胡 15g
狗脊 15g	枸杞子 10g	菟丝子 10g	牛蒡子 10g
金樱子肉 15g	酸枣仁 15g	山茱萸 15g	仙鹤草 20g
白花蛇舌草 20g	老头草 20g	杜仲 15g	僵蚕 15g
蝉蜕 15g			

7 剂，水煎服。

三诊（2020 年 5 月 18 日）：患者已无肉眼血尿，仍有腰部疼痛，纳可，夜寐欠佳，夜梦较前减少，二便调，舌淡红，苔黄微腻，脉沉滑。诊断同前。续服上方 7 剂，水煎服。

按：该患者本属脾肾两虚之证，腰府失养，可见腰部疼痛，因外感风热毒邪，热毒循经内犯，《灵枢·经脉》记载足少阴肾经"其直者，从肾上贯肝膈，入肺中，循喉咙，挟舌本"，故可见咽痛伴有血尿加重，患者自行服用清热解毒、抗炎消肿之品，仅除蓄于咽喉之毒，居于深处肾络之毒难扫，故咽痛虽减，但血尿不解。患者夜眠欠佳、舌红苔薄黄提示体内邪热未尽，脉沉濡、左尺脉沉见于脾肾两虚之证。郭恩绵采用玉肾露 2 号加减以补肾健脾为主，予原方加连翘以清热解毒、利咽消肿；以小蓟、老头草、白茅根清热解毒、凉血止血；患者血尿初起，予三七化瘀止血，清代医家黄元御评三七可"行瘀血而敛新血"，以此散离经之血以防止血太过留瘀难除；患者思想负担较重，合欢皮可"立心志"，配连翘可增强活血消肿止痛、清心解郁安神之力。二诊时患者血尿较前减轻，故去白茅根、三七、小蓟等止血之品，酌加仙鹤草以补虚兼收敛止血；患者腰痛不减，加杜仲、狗脊补肝肾、强筋骨、壮腰膝；大便微干，舌红，苔薄微黄，脉沉滑，且寐差夜梦增多，此为热邪未去，搅扰心神，故加白花蛇舌草以加强清热解毒之力，用僵蚕、蝉蜕、柴胡以疏散风热，给邪气以通路，又可升举清气以降浊；酸枣仁"心得之则神安"，酌加酸枣仁以养心安神，柴胡亦可疏肝理气、畅达表里，故去合欢皮。

学生：那消瘀一般就需要活血，是否有可能会加重出血？

郭恩绵：消瘀可补气、行气，气为血之帅，气行则血行；也可补血以活血，血为气之母；从临床分析致瘀之因，可对因治疗，而不是单纯对症治疗。但如果患者本身就有出血，则临床切勿滥用活血化瘀之品，以防出血加重。另外，患者久病，常思虑过重，导致郁结于心，还可见弦脉，在治疗中要酌加理气之药，还应关注患者心理变化，循循善诱，耐心开导。临床治疗血尿不可见症治症，要思考前因后果及可能存在的其他因素，要多方面考虑，发挥我们治未病的优势，才能获得较好的疗效。

○ 5.郭某，男，51岁。2018年3月8日初诊。

主诉：腰痛1周。

现病史：患者自觉腰痛1周，疲乏无力，未经系统治疗，为求进一步治疗，今日来诊，尿常规：蛋白（++），镜检红细胞5～10个/高倍镜视野。现症见：纳可，寐可，二便调。舌质暗，苔薄少黄，脉滑，尺脉沉。

中医诊断：慢肾风（脾肾两虚，兼夹湿热）。

西医诊断：慢性肾小球肾炎。

治法：补肾健脾，清热利湿。

方药

太子参20g	黄芪30g	白术10g	白茅根20g
狗脊20g	仙鹤草20g	枸杞子10g	菟丝子10g
金樱子10g	山茱萸20g	连翘10g	小蓟50g
白花蛇舌草20g	老头草20g		

7剂，水煎服。嘱患者调饮食、慎起居、勿疲劳。

二诊（2018年3月15日）：患者腰痛症状有所减轻，偶有泛酸、胃脘不适，纳可，寐可，舌质暗，苔薄少黄，脉滑，尺脉沉。尿常规：蛋白（++），镜检红细胞5～10个/高倍镜视野。诊断同前。

方药

太子参20g	黄芪30g	白术10g	白茅根20g
狗脊20g	仙鹤草20g	枸杞子10g	菟丝子10g

金樱子 10g	山茱萸 20g	小蓟 20g	茜草 10g
金钱草 20g	土茯苓 20g	萹蓄 20g	海螵蛸 20g
煅瓦楞子 10g	炒鸡内金 20g		

7 剂，水煎服。

三诊（2018 年 3 月 22 日）：患者腰痛症状有所减轻，纳可，寐可，舌质暗，苔薄少黄，脉滑，尺脉沉。尿常规：蛋白（＋），镜检红细胞 3 ～ 5 个 / 高倍镜视野。诊断同前。

方 药

太子参 20g	黄芪 30g	白术 10g	白茅根 30g
地榆 10g	枸杞子 10g	菟丝子 10g	金樱子 10g
山茱萸 20g	小蓟 30g	仙鹤草 30g	老头草 20g
白花蛇舌草 20g	三七粉 6g（冲服）		

7 剂，水煎服。

按：该患者腰痛伴疲乏无力为脾肾两虚之典型症状，舌脉见舌质暗，苔薄少黄，脉滑，尺脉沉，此为湿热郁内之征象。予玉肾露 2 号加减治疗。

患者症状较轻，脉象尚且有力，故以大剂量清热利湿、凉血止血之品，小蓟量达 50g，配仙鹤草收敛止血，辅以白茅根、老头草加强清利湿热，配以白花蛇舌草、连翘以清热解毒；狗脊为"主利骨节而通经脉之药也"，补肝肾、强筋骨，"主治腰背强"。患者二诊腰痛症状减轻，但出现胃脘不适、泛酸等症状，疑为前方大剂苦寒之品所致，故去白花蛇舌草、连翘、老头草等药，减小蓟量至20g，加甘淡性平之品土茯苓以解毒除湿，甘味能和能缓，淡味能渗能利，正如《玉楸药解》中记载土茯苓："入足少阴肾经，利水泻湿，燥土健中。"利水渗湿又可和中健脾，以缓凉血止血药寒凉之弊，配以金钱草、萹蓄增强清利湿热之力；茜草亦可入营血之分，散瘀止血，为"行血凉血之要药"；海螵蛸、煅瓦楞子为郭恩绵制酸止痛常用对药，配以炒鸡内金以消食健胃，反佐方中凉血诸药以缓寒凉之性。三诊时患者胃脘部不适已除，诸症缓解，结合患者舌脉，考虑仍有湿热内郁，故行补肾健脾合清热利湿之法，加味苦酸涩之地榆以收敛凉血止血，酌加止血散血之妙药三七，收中有散。

　　学生：临床中许多患者因感冒或摄生不慎使得病情加重，这类患者我们应当如何处理呢？

　　郭恩绵：兼有外邪者，应尤其注重固护正气，常在尿血方基础上加入党参、山药等以补脾益肺、培土生金。偏于风寒者再加生姜、紫苏叶等以疏散风寒；偏于风热者，配以老头草、前胡、桔梗等以清热解毒利咽；偏于血热者，加白茅根、小蓟、侧柏叶、仙鹤草等以凉血止血；湿热互结者，加土茯苓、白花蛇舌草等以清热利湿解毒。

　　　　　　　　　　　　　　　　（郭玲、张世涛、吴金昊）

第三章

水 肿

一、概述

水肿是体内水液滞留，泛溢肌肤，以头面、眼睑、四肢、腹背甚至全身浮肿为主症的疾病，严重的还可能伴有胸腔积液、腹水等。

早在《黄帝内经》中就有"水气""水聚""水肿"等病名的记载。《伤寒杂病论》中也有"水肿""水气病""水气之胀"等病名的记载。这些古代医书中的病名与西医学中的水肿病具有相似的病理特征和临床表现。

《备急千金要方》中记载了"水肿""水气"等病名。《脉因证治》中记载："论水肿之因，其始则一，其变则二，皆脾胃之土生；盖脾虚不能制水，肾为胃关不利则水渍妄行，渗透经络。"《景岳全书》中，张景岳详细讨论了水肿病的症状、病因、治疗等方面的内容，将水肿病称为"积水病"。《医林改错》中又指出了水肿病的病因、病机、治疗，总结了许多临床经验。此后，医家们对于水肿病的研究也更加深入。到了近代，随着西医学的传入和中西医结合学科的发展，水肿病的病理机制和治疗方法也更加全面和系统。西医学中，水肿病已成为一个包括不同病因、不同类型、不同部位的综合性疾病。同时，随着科学技术的不断进步和研究的不断深入，学者对于水肿病的认识和治疗方法也不断地更新和完善。

郭恩绵多以水气病命名本病，水气病在中医学中被认为是一种由水液代谢失调而导致的疾病。具体而言，水液代谢失调可能会导致身体内部的水分无法正常排出，从而形成水肿。水气病的主要症状包括肢体浮肿、面部浮肿、腹部胀满、体重增加、尿量减少等。人体内部应当保持阴阳平衡，阴阳失衡会导致各种疾病。水气病的名称中包含了"水"和"气"两个概念，代表了中医学理论中关于水液潴留和气血运行的观点。

水是一种重要的生命元素，与中医学五行中的"水"相对应。水具有滋润、润泽、濡养、温煦等作用，它能够在人体内部循环流动，并与其他的元素共同维持身体的正常功能和生命活动。在中医学中，气被视为一种重要的生命能量。中医学认为，人体内的气是血液、营养、水分等物质的基础，也是人体各器官和组织的动力，它可以促进血液循环、养分运输、呼吸驱动、消化、排泄等生理活动。水和气之间有着密切的联系。水和气都是构成人体生命活动的重要组成部分，二者相互作用、相互依存、相互促进。中医注重人体内外环境的平衡，认为人体内部水和气的平衡关系影响着人体的健康。例如，水湿能够影响肺气，肺气影响肾水，肝气影响肝血，等等。如果水和气的平衡被打破，人体的生理功能就会出现问题，从而导致各种疾病。

二、病因病机

水气病的发病与多种因素有关，如饮食不当、气候变化、情志不畅等。其中，饮食不当可能导致湿热、痰湿等，气候变化可能使体内阳气不足，情志不畅可能导致气滞血瘀等。

1. 病因

（1）外感因素

外感因素指风、寒、暑、湿等外界的不良环境因素，这些因素可能引起人体的气血运行不畅，导致水液代谢失调，从而引起水肿。

（2）疮毒内扰

疮毒是一种常见的皮肤病，也是一种疮痈类疾病。疮毒是由风、热、毒邪入侵而引起的，多因外感、内伤、不洁、劳伤等原因导致。在疮毒引起水肿病的病理过程中，中医学认为湿热内蕴会导致水液代谢紊乱，疮毒在局部容易形成毒邪和瘀血，毒邪和瘀血会导致血液和气血的运行受阻，使体内的水分停留在组织间隙中，形成水肿。

同时，疮毒患者常常伴有脾胃虚弱和肝肾功能不足等问题，这些问题会导致水液代谢、排泄和运行功能失调，从而形成水肿。

（3）内生水湿

内湿是指人体内部的湿气过多，湿邪内生，湿气聚集在身体内部而导致的一种病理状态。湿邪会阻滞人体的气血运行，使气血运行不畅，血液循环减缓。同时，湿邪还会引起肌肤浮肿、肌肉松弛，造成水肿现象。水肿又会进一步加重湿邪的积聚，形成恶性循环。除了水肿，内湿还会引起多种病证，如胸胁胀满、腹胀便溏、尿黄等。

（4）饮食因素

饮食过于寒凉：寒凉食物容易伤脾胃，使其消化功能下降，从而导致体内湿气的滞留，引起水肿病。

食盐过多：食盐过多会导致体内钠离子积聚，引起水肿。

饮食过量：饮食过量会导致消化系统负担过重，引起体内湿气的滞留，从而导致水肿病。

饮食不均衡：饮食不均衡会导致体内营养失衡，从而影响新陈代谢和血液循环，引起水肿。

饮食偏好：一些人有偏食偏好，只喜欢吃某些特定的食物，这样会导致体内营养物质的缺乏，从而引起水肿。

（5）劳逸失调

长时间的久坐或久站会影响下肢的血液循环，导致气滞血瘀，从而引起水肿。此外，久坐或久站还会导致腰背酸痛、肌肉疲劳，进一步加重气血循环不畅的情况。再者，长期过度劳累会消耗人体的气血精华，使体内湿气逐渐累积。

（6）禀赋不足

先天禀赋不足可引起机体气血运行不畅，致使水液代谢异常，导致水肿的发生。具体表现如下。

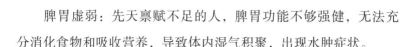

脾胃虚弱：先天禀赋不足的人，脾胃功能不够强健，无法充分消化食物和吸收营养，导致体内湿气积聚，出现水肿症状。

气血流通不畅：先天禀赋不足的人，气血运行不畅，易导致水液代谢异常，体内的水分无法正常排泄，从而形成水肿。

肾虚水液内停：先天禀赋不足的人，肾气不足，导致水液在体内聚积，难以排出，出现水肿症状。

2. 病机

郭恩绵将水气病的病机概括为水停气郁，主要指的是水液停滞不行、气机郁滞不畅导致的病理过程。

具体来说，水液停滞不行可导致局部组织肿胀，甚至形成囊肿；气机郁滞不畅可导致气血运行不畅，瘀血生痰，致使体内水液循环不畅，体液代谢障碍，因而形成水肿。水肿的发生与人体的气血运行紊乱、水液代谢异常有关。导致水液代谢异常的原因可能包括肾脏功能失调、心血循环不畅、肝胆湿热、脾胃失调等多种因素。

郭恩绵根据多年临证经验将水肿病的病机分为以下几种。

（1）气虚水停

气虚水停是中医学中常见的证型。水肿是由于体内液体潴留，不能正常流通而导致的。而气虚水停指的是气虚不能维持正常的液体运转，导致水肿病的发生。

气虚水停主要是由于脾胃失调，导致气虚血弱，不能维持体内的水液平衡导致的。 脾胃失调会导致消化不良、吸收不良，使营养摄取不足，进而引起气血不足。气血不足会导致气血循环不

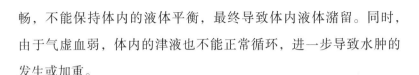

畅，不能保持体内的液体平衡，最终导致体内液体潴留。同时，由于气虚血弱，体内的津液也不能正常循环，进一步导致水肿的发生或加重。

另外，气虚水停还可能与肾虚有关。肾虚是指肾脏功能失调，不能正常排出体内的废物和液体。当肾虚与气虚相结合时，就会导致水停水肿的发生。

总之，气虚水停导致水肿病的机制主要是脾胃功能失调，气虚血弱，不能维持体内的水液平衡。同时，肾虚也可能是水肿病的发生原因之一。因此，治疗气虚水停和水肿病需要从整体上调理身体，维持气血平衡和液体平衡。

（2）血瘀水肿

血瘀是由于血液循环不畅，导致血液在经络中积聚而形成的病理状态。《黄帝内经》中记载了血瘀导致水肿的相关内容，如"孙络水溢，则经有留血"，这说明血瘀导致的气滞血瘀，容易使水液循环不畅，从而引起水肿。

郭恩绵认为血液滞留经络，不仅会影响局部的气血运行，也会阻碍水分的代谢和排泄，进而导致水肿的发生。血瘀会影响局部的气血运行。经络是人体内气血运行的通道，如果经络中血液滞留，就会影响经络内气血流通，导致局部缺氧缺血，引起水肿。血瘀也会阻碍水分的代谢和排泄。人体内的水分代谢需要靠气血的推动，如果血液循环不畅，就会影响水分的正常代谢和排泄，从而导致水肿的产生。此外，血瘀还会影响肝脏的功能。中医学认为肝主疏泄，如果肝气郁滞，就会影响肝脏对水分的代谢和排

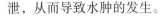

泄，从而导致水肿的发生。

（3）湿热水肿

湿热是指外界潮湿炎热的环境因素，或内部脾胃功能失调导致的体内湿气积聚。湿邪困滞经络时会影响气血运行，导致体内水分代谢失调，从而引起水液停滞，形成水肿。

具体机制如下。

1）湿邪蕴积，阻滞气血运行

湿邪困滞经络，使气血运行不畅，导致局部血液循环缓慢，组织细胞营养不良，水分停滞，形成水肿。

2）湿邪热化，破坏组织

湿热会导致组织细胞发生变化，热化之后破坏了组织结构，使水肿加重。

3）脾胃功能失调，湿气积聚

脾主运化水液，若脾胃功能失调，就会导致水液代谢不良，湿气积聚，形成湿热，导致水肿。

（4）肾阳虚弱水肿

在中医学理论中，肾主水，肾阳虚弱会影响肾脏的渗透功能，导致体内水液代谢失调，易出现水肿现象。肾阳是指肾脏的阳气，是人体中重要的阳气之一。肾阳虚弱不仅会导致人体的水液代谢失衡，而且会影响肾脏的渗透调节功能，导致肾脏不能正常排泄过多的水分，影响体液的循环和代谢，使水分在组织间堆积，最终导致水肿的出现。所以，肾阳虚是导致水肿的重要因素之一。

此外，肾阳虚也会影响脾胃的运化功能，导致食物积滞，产生湿热，从而进一步加重水肿。肾阳虚的人还容易出现气虚、气血不足、血液循环不畅等病证症状，这些也会影响水液代谢，引起水肿。

（5）脾虚湿阻水肿

脾主运化水湿，如果脾气虚弱，就会导致水湿停留在体内形成水肿。具体来说，脾虚会导致体液代谢不畅，消化吸收功能下降，不能将水液运化成为气血，食物残渣不易排出体外，积聚在体内形成体液滞留。同时，脾虚还会导致气血运行不畅，造成气机郁滞，进一步加重了水肿的症状。再者，脾虚还会导致气血不足，血管壁弹性下降，血液循环不畅，也会加重水肿病情。

3. 预后转归

水肿病的预后主要取决于其病因、病程、病变程度及患者的整体健康状况，水肿的预后变证主要有以下几种情况。

（1）阴水转为阳水

阳水是指水湿之邪上浮于肌肤，表现为全身或局部皮肤浮肿等。这种情况下，需要进行针对性的治疗，以利尿消肿为主。

（2）阳水转为阴水

阴水是指水湿之邪内陷于脏腑，表现为腹部胀满、小便不利，甚至出现水肿性腹泻。这种情况下，治疗的主要目标是温阳利水，以帮助身体排出多余的水分。

（3）转为实证

如果水肿病未能及时得到治疗，可能会转化为实证，如水肿性心力衰竭、肾病综合征等。这种情况下，治疗的难度会增加，

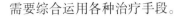

需要综合运用各种治疗手段。

（4）转为虚证

长期的水肿病可能会损伤脾肾，导致脾肾阳虚，出现四肢不温、面色苍白、疲乏无力等症状。这种情况下，治疗的主要目标是温补脾肾，以恢复身体的正常功能。

需要注意的是，以上这些只是一般的情况，具体的预后变证还需要根据患者的具体情况来判断。

三、辨证论治

1. 治则治法

郭恩绵将水肿病的总体治疗原则概括为补利兼施，将具体治法概括为利水渗湿、健脾益气。

（1）利水渗湿

通过使用利尿药、化湿药等药物，促进患者体内多余水分的排出，减轻组织水肿的症状。**从中医学角度来讲，利水渗湿法指通过调整人体水液代谢功能，增强排泄能力，促进体内多余水分的排出，达到消除水肿疗效的治疗方法。**中医学认为，水肿病是由水液代谢失调，导致体内水分积聚而引起的病证。利水渗湿法中的"利水"指的是通过药物或其他方法刺激肾脏的排泄，促进尿液的排出，从而达到排出体内多余水分的效果。而"渗湿"则是指通过药物或其他方法调节体内气血、化解湿气、促进排泄等，促进体内水分的代谢和消耗，从而消除水肿。此外，中医还会采

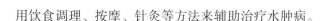

用饮食调理、按摩、针灸等方法来辅助治疗水肿病。

总之，利水渗湿法是中医治疗水肿病的一种重要方法，通过调节人体水液代谢功能，增强排泄功能，促进体内多余水分的排出，达到消除水肿的疗效。

（2）健脾益气

中医学认为，脾主运化水谷，如果脾气虚弱，会导致水湿内停，从而引起水肿。因此，通过调理脾胃，增强脾胃功能，可以有效预防和治疗水肿病。从中医学角度来看，水肿病的发生通常与脾气虚弱、水液代谢失调有关。因此，治疗水肿病的关键是通过健脾益气的方法调理脾气，促进水液代谢，从而达到消肿的目的。健脾益气的方法可以提高机体抵抗力，调节水液代谢，有助于消除水肿病的症状。

（3）调理气血

水肿病患者一般伴随着气血不足的情况，因此调理气血也是中医治疗水肿患者的重要手段。中医认为水肿的病机主要是气血运行不畅、水液停滞。因此，治疗水肿的关键就是要调节气血，促进气血的循环，使其正常运行，加速废物排出，从而减轻水肿。

（4）针灸疗法

针灸可以通过刺激穴位，调节机体的生理功能，促进水液代谢，从而改善水肿病的症状。针灸治疗水肿病的总体治则是疏通经络、调和气血。通过针刺相应的穴位，促进经络气血的循环，调节气血运行和代谢，从而达到治疗水肿的目的。具体针灸治疗的穴位和方法，需要根据患者的具体情况进行个体化的调配和处理。例如，对于肝肾不足引起的水肿，可以选择针灸肝俞、肾俞等穴位；对于脾胃虚弱引起的水肿，可以选择针灸足三阳经的阳明经、太阳经的穴位。总体来说，针灸可以调节人体的气血运行、增强机体的自我调节和自愈能力，从而有效治疗水肿病。

（5）中药浴疗法

中药浴疗法使药物可以通过患者的皮肤吸收，渗透到体内，促进体内多余水分的排出，调整机体内外环境平衡，减轻水肿症状。中药浴疗法是一种传统的中医疗法，可以通过发汗等方法来促进身体的新陈代谢和血液循环回归正常，消除水肿病症状。治疗水肿病的中药药浴应该根据病因和病程等因素具体选择药物和用药方法，一般遵循以下原则。

1）药性温和、功效明确

中药药浴的主要目的是温通经络、促进血液循环，因此应该选择具有温通功效的中药物，如干姜、桂枝、羌活等。

2）配伍合理、药效协同

中药药浴应该根据病因和病情选择用药，并根据不同药物之间的相互作用，进行合理的配伍，使药效协同，增强疗效。

3）个体化、因人制宜

中药药浴的用药方法应根据个体差异进行设计，制定不同的用药方案。

4）注意安全、防范不良反应

中药药浴是一种外用疗法，但也有可能出现不良反应，应注意安全，如控制水温和浸泡时间等。

总体来说，中药药浴具有温通经络、促进血液循环等作用，可以减轻水肿病症状，但应根据具体情况选择合适的药物和用药方法，并注意安全。

2.郭恩绵常用方

（1）拟方思想

水肿是由体内气血失调、脏器功能障碍和气滞血瘀等多种原因导致的，应根据病因病机制定个性化的治疗方案。因此，治疗水肿的基本原则是因病施治、辨证论治。"气为帅、血为母"，气血调和是防治水肿的关键。调和气血的方法主要包括选用具有补气养血作用的中药、针刺技术、推拿技术等。血行不畅是导致水肿的重要原因之一，因此治疗水肿应以活血通络为重要方法，常用的治疗方法包括使用中药饮片和推拿按摩等。利尿消肿是治疗水肿非常重要的一种方法。利尿剂、中药汤剂等不仅能够促进体内水分代谢，还能增强脏腑排泄功能，减轻水肿症状。对于寒湿、风湿等引起的水肿，祛风散寒除湿也是一个重要的治疗方法，常用的手段包括灸法、热敷等。饮食调理是治疗水肿的重要手段之一。中医学认为，应少食咸、辣、油腻、生冷等容易妨碍水分代谢的食物，多食清淡、易消化的食品。

总之，中医治疗水肿综合运用多种方法改善身体的气血状况，消除湿气、寒气、风气等引发水肿的因素，以及通过调节饮食和生活习惯等来达到预防和治疗水肿的目的。

因此，根据上述治则，郭恩绵在治疗水肿病时常用利湿、行气、补益、收涩、疏风类药物。如陈皮：主要功效为行气、化湿、降逆，可用于治疗泛酸、呕吐、肠胃气胀等症状引起的水肿；茯苓：主要功效为利水，可用于治疗因肝肾不足、脾虚水湿等引起的水肿病；泽泻：主要功效为利水消肿、清热除湿，适用于治疗水肿、小便不利、胸闷腹胀，以及湿热病和肥胖病；当归：主要功效为活血调经、补血养颜，适用于治疗因气血不足引起的水肿；金樱子：主要功效为消肿散结、清热解毒，适用于水肿病程较长者或水肿腹胀的治疗；桑椹：主要功效为清热明目、活血化瘀，适用于治疗因湿热引起的水肿；白术：主要功效为健脾消食、利水止泻，可用于治疗因脾胃虚弱、水湿内停等引起的水肿病；荆芥：主要功效为温散风寒，适用于治疗因寒湿引起的水肿病。以上常用的几种中药用于治疗水肿病具有一定疗效，但是需要根据患者的具体病情进行全面辨证论治，配合体质调理、饮食改善等综合治疗，才能达到理想的治疗效果。

（2）常用方剂

1）茯苓导水汤加减方

组成：茯苓、猪苓、泽泻、白术、紫苏叶、木瓜、槟榔、陈皮、砂仁、木香、桑白皮、大腹皮。加生姜，水煎服。胀甚者，加枳壳；腿脚肿者，加防己；湿喘者，加葶苈子。

2）利水方

组成：丹参、太子参、川芎、熟地黄、黄芪、麸炒白术、牛膝、盐菟丝子、益智仁、山茱萸、大腹皮、陈皮、牡丹皮、桑白皮、茯苓皮、猪苓、泽泻、桂枝、西瓜翠衣。

（3）方剂分析

1）茯苓导水汤加减方

方药分析：方用茯苓、猪苓、泽泻为君，利水消肿；桑白皮、白术、砂仁为臣，泻肺消肿、健脾化湿；大腹皮、紫苏叶、木瓜、木香、槟榔、陈皮为佐，行气利水，脾健则水运，气行则水行。临床应用以浮肿、小便短少、胸腹胀满、饮食不下、不能平卧为辨证要点。

茯苓为利水渗湿、利水消肿的第一品药，归心经、肺经、脾经、肾经，《神农本草经》载其"利小便"，无论寒热虚实的水肿均可配伍应用。《日华子本草》曰其："补五劳七伤，安胎，暖腰膝，开心益智，止健忘。"《本草经疏》曰其："甘能补中，淡而利窍……开胸腑，调脏气，伐肾邪者，何莫非利水除湿、解热散结之功也。"《本草纲目》言其"主水肿肤胀"，行水而不耗气，长于利湿，功能健运肺脾以达行气利水之效。泽泻，甘而淡，淡能渗泄，气味俱薄，利水而泄下，《医经溯洄集》云其有"泻肾邪，养五脏，益气力，起阴气，补虚损之功"。《主治秘诀》谓其"去旧水，养新水，利小便，消水肿"，长于利湿，治水湿诸证，功专利水消肿，也为利水消肿要药。白术，"去诸经中湿而理脾胃"，益气健脾、燥湿利水，祛邪的同时扶正，一身兼二职，从根本上治疗水肿，此三药合用协同增效。猪苓，苦泄滞、淡利窍、甘助阳，入膀胱、肾经。升而能降，开腠发汗，利便行水，与茯苓同而不补。"利水道"，功专渗泻，为利水消肿要药。桑白皮，甘寒，归肺经，《本草纲目》言其"泻肺、降气"，功能开宣肺气，肺居上

焦，主通调水道，为水之上源，肺气宣降得宜则水道通调；《药性论》谓其"治肺气喘满，水气浮肿"，指出其还能够泻肺，肺为水之上源，肺气通利则宣发肃降有权，水液得以输布运行，泻肺即提壶揭盖之意。大腹皮，味苦辛，性微温无毒，入肺脾二经。主冷热气攻心腹，疏通关格、除胀满、祛壅滞、消浮肿，《本经逢原》谓其"痞满膨胀，水气浮肿……宣之"。即行气利水之意。陈皮，理气燥湿，肺脾二经之气分药也，主下气消食，化痰破结，止呕咳，疗吐泻，逐膀胱留热，胸中痰热、逆气、利水谷。紫苏叶，辛温，入肺脾两经，叶轻入肺，辛温行散、功于宣肺；入气分，利肺下气，色紫，兼入血分，和血止痛，性温发汗。木瓜，涩，敛肺、和脾、舒筋，气脱能收，气滞能和，调营卫、利筋骨、祛湿热、消水胀。槟榔，苦温破滞，辛温散邪，泻气行水、破胀攻坚，泻胸中至高之气，使之下行，性如铁石，能坠诸药。砂仁，辛温香窜，补肺益肾、和胃醒脾、快气调中、通行结滞。治腹痛痞胀、噎膈呕吐、上气咳嗽、霍乱转筋、奔豚崩带，能祛痰逐冷、消食止痛。木香，辛苦而温，为三焦气分之药，能升降诸气、泄肺气、疏肝气、和脾气。

综上所述，茯苓导水汤具有行气化湿、利水消肿之功，而且外疏内利相结合，可有效促进水肿的消散。

组方思想：方中茯苓为君，性平味甘淡，利水消肿，利水而不伤气，配泽泻、猪苓利水渗湿，以白术健脾化湿。以上四味药为五苓散去桂枝的组合，五苓散出自《伤寒论》，仲景用其治疗邪犯太阳经不解，循经入腑，膀胱气化不利的小便不利，这里的小便不利可以看成水肿的一种表现，都是水液代谢障碍，运行、输布、排泄不利，停留在体内形成的。茯苓导水汤在五苓散基础上发展而来，紫苏叶、木瓜、槟榔、陈皮、砂仁、木香等药行气化湿，湿为水之渐，水为湿之积，所以化湿有利于水液的消散，槟榔、木香、砂仁辛香之品醒脾、行气、燥湿，脾气健旺，气行则水行，水行则湿化，辅助上面四味药利水消肿。白术、砂仁、陈皮健脾化湿；大腹皮、槟榔、木香均辛香醒脾、行气化湿；木瓜和胃化湿；紫苏叶、桑白皮皆入肺，因肺为水之上源，宣肺则利水，有提壶揭盖之功；诸药相伍，共奏健脾利水、行气导滞之效，气行则水行，水湿得利而不伤正。桑白皮泻肺、利尿、消肿；大腹皮宽中调气、行气消肿；木香、陈皮理气和中；砂仁化湿行气、温中安胎；紫苏叶宽胸利膈顺气。全方共奏健脾理气、除湿利水之功。桑白皮、大腹皮均为皮类药，质轻，能直接利水消肿、宣发肺气、通调水道，以提壶揭盖。《景岳全书·肿胀》中指出，"凡水肿等证，乃肺脾肾三脏相干之病"。简而言之，水肿乃肺脾肾三脏功能失调，水液代谢失常，聚而为饮所致。治以发汗、利小便。在脾，理气健脾，脾健则水运，气行则水行；在肾，水不自行，赖气推动，水行则化气，气滞则化水，故本方通调水道、健脾行气、化气行水。肺脾肾各司其职，则水液输布排泄正常。综上所述，茯苓导水汤可健脾气、宣肺气、通达上下、和畅气机、行气利水祛湿，从而达到治疗目的。

2）利水方

肾性水肿病位主要在肺脾肾三脏，与肝亦关系密切。急性期以邪实为主，以肺气失宣为关键；慢性期多责之于正虚，以脾肾虚损为发病基础。

方药分析：黄芪、太子参为君，补气利水；白术、茯苓皮、桑白皮、泽泻、猪苓、桂枝、西瓜翠衣为臣，泻肺脾肾三焦之邪水；熟地黄、菟丝子、益智仁、山茱萸为佐，补益肝脾肾之脏气，助其化气利水之效；丹参、川芎、牛膝、牡丹皮、陈皮、大腹皮为使，行气解瘀、利水消肿。

组方思想：脾肾虚损为发病关键。肾为先天之本，藏精主水司气化，为一身阴阳之本。肾阳（气）不足，肾失蒸化，开阖不利，水液泛溢肌肤发为水肿。脾主运化，布散水津，脾虚则转输不利，水湿内停，亦发为水肿。脾肾两脏关系密切，相互促进且相互制约。一方面，肾水受制于脾土。另一方面，《医宗必读·水肿胀满》载："水虽制于脾，实则统于肾。"脾虚不能制约肾脏的水液代谢，则会导致肾虚气化不足，开阖失度，水湿内停为病。反之，肾阳虚衰，不能温煦脾土，脾肾阳虚则脾不制水，肾不主水，水湿不化而为病。因此，肾性水肿的产生与脾肾虚损关系密切。且水为阴邪，易伤阳气，水湿久留，而致脾肾阳气愈虚，以致形成恶性循环。

肝失疏泄则肿势迁延反复。《读医随笔·卷四》载："凡脏腑十二经之气化，皆必借肝胆之气化以鼓舞之，始能调畅而不病。"三焦者，决渎之官，水道出焉。肝之疏泄正常，气机调畅，则三焦气治，水道通利，"气顺则一身之津液亦随之而顺矣"，若肝气郁滞，疏泄失常，气机不畅，气血失调，经络不利，脏腑的活动无法正常协调，上焦肺失清肃，中焦脾失健运，下焦肾失气化，三焦壅塞，水道不通，水液内停，小便不下，从而发为水肿等疾病。

瘀血内停为重要病理因素。《血证论》载"病血者未尝不病水，病水者未尝不病血""血积既久，亦能化为痰水"。脾肾亏虚，气虚则血行无力，血液运行迟缓，停滞化生瘀积；瘀血停滞，气血运行不畅，又进一步加重水液代谢障碍。西医学认为，血容量下降、低蛋白血症、高脂血症及使用糖皮质激素等，均可使血黏度增高，加重机体高凝状态。而肾病为免疫性疾病，由于原位免疫复合物或循环免疫复合物形成，在肾小球内沉积，补体系统被激活，产生多种生物活性物质，肾小球毛细血管的通透性增加，免疫复合物在血管壁沉积，恰与中医学"血瘀"理论相吻合。

针对肾性水肿病因病机，郭恩绵拟定利水方，功能补益脾肾、温阳行气利水。

熟地黄填精髓、滋阴补肾养血；山茱萸补益肝肾、填补下元，二者相伍，取自钱乙六味地黄丸，均质润味厚，能补肾填精。麸炒白术，张锡纯言其"为后天资生之要药"，能补气健脾以运化水湿。黄芪既能补脾益气治本，又能利尿消肿治标，为气虚水肿之要药，加之茯苓皮、猪苓利水渗湿，数者合用，大补脾土，催化阳气，通利水道，下输膀胱，令水邪从小便而出，既可彰健脾制水之效，又可奏输津四布之功。《素问·灵兰秘典论》言："膀胱者，州都之官，津液藏焉，气化则能出矣。"膀胱之气化有赖于阳气的蒸腾，故佐以桂枝温阳化气，助气化以利水，鼓舞肾气。

本方可利水消肿、活血化瘀。茯苓皮甘淡性平，专行皮肤水湿；大腹皮行气消胀、利水消肿；陈皮理气和胃、醒脾化湿；桑白皮肃降肺气、通调水道，令"肺气清肃，则水自下趋"。此取自五皮饮化裁，以皮行皮，纳行气于利水之中，佐肃肺于健运之内，以奏健脾行气利水之效。牛膝，苦泄甘补，性质平和，主归肝肾经，能活血祛瘀、利尿通淋，又能补益肝肾、强筋健骨。丹参，《本草纲目》言其"破宿血，补新血"，性善通行入血分，为治血瘀证之要药。牡丹皮，辛行苦泄，善清解营血分实热，有活血化瘀之功。"瘀血化水，亦发水肿"，数药合用，能畅经通络、活血利水。

本方可敛其耗散。此外，若肾气开阖不利、封藏失度，脾失健运、清阳不升，则精微物质直趋下行，应既病防变，故予益气固摄、敛精补肾。山茱萸，酸涩、微温之品，能"固精秘气，强阴助阳"。益智仁，能温脾暖肾固精，补益之余又有收涩之功。菟丝子，为平补阴阳之品，能补肾阳、益肾精，又可固精缩尿。如若尿蛋白量较大者，可酌情加金樱子、芡实、五味子等，固涩之余又疗五脏虚损。

（4）分型论治

1）气虚水停

气虚水停型是水肿病常见的一种证型，治疗时应根据个体情况进行中药组方，以调理气血、扶正固本、利水消肿为原则。郭恩绵在治疗气虚水停型水肿时，在应用茯苓导水汤和利水方基础上，善用以下补气药。

人参：具有益气固表、健脾益胃的作用，能够提高机体免疫力。

黄芪：具有益气固表、健脾益胃、升阳固摄的作用，能够增强机体抗邪能力。

党参：具有益气固表、健脾益胃、补中益气的作用，能够提高机体免疫力。

白术：具有健脾胃、益气固表、消食化积的作用，能够增强脾胃功能。

炙甘草：具有补脾益气、和中止痛、润肺止咳的作用，能够调和气血，增强身体抗邪能力。

在用药过程中，还应注意饮食调理，以清淡易消化的食物为主，避免油腻、辛辣和刺激性食物。合理安排作息时间，保证充足的睡眠，减轻身体疲劳和压力，有助于病情的恢复。

2）血瘀水肿

郭恩绵治疗血瘀水肿的重点在于调节血液循环和消散瘀血。在中医学理论中，水肿的发生往往与气血运行不畅有关，因此活血化瘀是治疗水肿的重要手段。郭恩绵在应用茯苓导水汤和利水方基础上，常使用以下血分药。

当归：在治疗水肿时，其常常使用当归，其原因主要有以下几点。

①活血化瘀：当归能够活血化瘀，促进血液循环，增加毛细血管通透性，有利于水肿部位的血液循环。

②补血养气：当归富含多种维生素和矿物质，可以补血养气，增加身体的抗邪能力，从而有助于消除水肿。

③调经止痛：当归对月经具有良好的调节作用，能够调节月经周期、缓解痛经等症状，从而减少水肿的发生。

④缓解肝郁：中医学认为，肝郁气滞是导致水肿的一个重要因素，当归可以缓解肝郁气滞，有助于消除水肿。

川芎：具有活血化瘀、促进血液循环的作用，可缓解血液瘀滞、改善微循环，从而有助于治疗水肿。在治疗中，川芎常与其他药物如当归、芍药等配合使用，以达到更好的治疗效果。此外，川芎还具有调经止痛、祛风止痛等功能，是中医常用药物之一。

红花：可以促进血液循环，具有活血化瘀、消肿止痛的作用。在治疗水肿时，郭恩绵发现患者常伴有气滞血瘀的情况，使用红花可以使血液循环畅通，促进气血运行，达到消肿的效果。此外，红花还有一定的抗炎、抗菌、抗氧化等生物活性，能够帮助预防和治疗水肿所引起的炎症和感染，提高身体免疫能力。因此，中医在治疗水肿时常用红花，可起到协同增强治疗效果的作用。

丹参：丹参具有活血化瘀、消肿止痛等功效，可用于治疗水肿。水肿可由体内瘀滞不畅，气血运行不畅，导致水液积聚在组织间隙而引起。丹参可以促进血液循环，改善微循环，增强血管壁的弹性，降低血管通透性，从而减少水液渗出，减轻组织水肿。同时，丹参还可以抗氧化、抑制血小板聚集和炎症反应，有助于

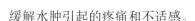
缓解水肿引起的疼痛和不适感。

在使用活血药物治疗水肿时，需要根据患者的具体情况，如病因、病证、体质等因素，进行个体化的配方选择和剂量调整。同时，活血药物的使用需要在医生的指导下进行，以防出现不良反应。此外，诊疗本病还需要配合饮食调理、运动等方式，以达到最佳的效果。

3）湿热水肿

治疗湿热水肿时，常用的中药包括茯苓、泽泻、车前子、瞿麦、荷叶、竹叶等。这些中药的主要功效是清热利湿、消肿化湿，具有利尿功能，有利于体内湿气的排出，以达到治疗湿热水肿的目的。

这些中药通过调节人体的阴阳平衡、清热利湿，将体内余液排出，以达到治疗湿热水肿的目的。同时，这些中药也有一定的滋阴补气功效，有助于调节体内的气血平衡，促进身体恢复健康。但是使用中药治疗湿热水肿时，还要根据病情的不同，结合具体的体质特点和病因病机，进行个体化的治疗。郭恩绵在应用茯苓导水汤和利水方的基础上，善用以下清热利湿药。

茵陈蒿：能利湿通淋、清热解毒，常用于治疗肝胆湿热、尿路感染等导致的水肿。

泽泻：能利水消肿、清热解毒，常用于治疗水肿、黄疸等疾病。

藿香：具有理气、行湿、解毒的作用，可用于治疗肝胆湿热、脾虚湿滞等证。

金钱草：能清热利湿、化瘀消肿，常用于治疗湿热水肿、皮肤瘙痒等疾病。

以上药物的具体使用还需根据患者体质、病情等因素综合考虑。

4）肾阳虚型水肿

肾阳虚型水肿通常是由于肾阳虚弱导致的，因此中药应用的重点在于补肾阳，同时需要滋阴以补充肾阴的不足，利水消肿则是治疗水肿的关键措施。此外，肾阳虚型水肿还可能伴有其他症状，中药的选择还需要根据具体情况进行调配。郭恩绵治疗肾阳虚型水肿时，常用的中药如下。

络石藤：具有温阳、利尿、消肿的作用。

桂枝：可以温阳、补气、和胃，还可以促进血液循环，有助于治疗水肿。

熟地黄：可以补肾阳、滋阴，对于肾阳虚型的水肿有很好的疗效。

当归：可以补血、调经、养血，对于肾阳虚型水肿伴有妇科问题的患者有较好的疗效。

巴戟天：具有补肾阳、滋阴、固精的作用，对于肾阳虚型水肿的患者有很好的疗效。

5）脾虚湿盛型水肿

郭恩绵治疗脾虚湿盛型水肿时常用的中药有黄芪、党参、白术、茯苓、泽泻、陈皮、苍术等。这些中药的共性功用是补脾健运、利湿消肿。它们主要作用于脾胃和肾脏，促进体内水液代谢，同时加强脾胃的消化吸收功能，以减少水分滞留。

黄芪、党参：具有益气健脾的作用，可增强脾胃消化功能，增强体力，使机体免疫力提高，从而减轻水肿。

白术、茯苓、泽泻：具有利水渗湿的作用，可促进体内水分代谢，消除体内湿气。

陈皮、苍术：可理气化湿，促进食物的消化，有助于排出体内湿气。

总之，中医治疗脾虚湿盛型水肿时，需要调节脾胃和肾脏功能，促进体内水分代谢。

四、临床医案

◎ 1. 王某，女，40 岁。2020 年 7 月 14 日初诊。

主诉：腿部水肿两个月余。

现病史：两个月前无明显诱因出现双下肢水肿，未经治疗，症状未缓解，今来诊。现症见：双下肢凹陷性水肿，无红肿，无明显触痛，肢冷畏寒，食少纳呆，溺中多沫，偶有便溏，寐可。

既往史：未见异常。

辅助检查：尿蛋白（++），镜检红细胞 10 ～ 15 个 / 高倍镜视野，肝、肾功能无异常，下肢血管超声检查无明显异常。

中医诊断：水肿（脾气亏虚，湿浊内蕴）。

西医诊断：慢性肾小球肾炎。

治法：益气健脾，利水消肿。

方　药

茯苓导水汤原方。

7剂，水煎服。

学生：茯苓导水汤是如何缓解病情的？

郭恩绵：在该病例中，很可能是由于肾炎导致水肿的出现，茯苓导水汤可以通过利尿消肿改善其症状。此外，本方有助于改善血液循环和脾胃功能，从而有助于调节体内的水盐平衡，缓解肿胀症状。

学生：茯苓导水汤是否有不良反应？

郭恩绵：总体来说，茯苓导水汤对于肾性水肿、腿部水肿等引起的身体不适等症状有很好的治疗效果。但需要注意的是，茯苓导水汤运用不当也会出现不良反应，比如可能引起口干、口渴等症状，因此需顾护阴气。

◎ 2. 刘某，男，55岁。2021年10月5日初诊。

主诉：全身浮肿伴胸闷气短1个月余。

现病史：患者1个月前无明显诱因出现全身浮肿，伴见胸闷气短，今来诊。现症见：全身高度浮肿，按之没指，皮肤绷急光亮，双下肢尤甚，胸闷气短，口淡不渴，时有纳呆，脘腹胀满，尿色淡黄，溺中多沫，尿量减少，寐尚可。

既往史：未见异常。

辅助检查：尿蛋白（+++），白蛋白 26.6g/L，纤维蛋白原 5.2g/L，低密度脂蛋白 7.34mmol/L，总胆固醇 10.22mmol/L，肾功能及泌尿系统超声检查未见异常。

中医诊断：水肿（脾肾两虚）。

西医诊断：肾病综合征（待查）。

治法：补益脾肾。

方　药

利水方原方。

10 剂，水煎服。并预约肾穿刺活检术以明确病理诊断。

学生：利水方缓解患者临床症状的机制是什么？

郭恩绵：利水方是我根据肾病患者水肿病机共性特点自拟的常用方剂，其由丹参、太子参、川芎、熟地黄、黄芪、麸炒白术、牛膝等组成。该方具有益气健脾、渗湿利水的作用。在该病例中，肾病综合征导致的水肿是由水分在体内积聚所致的，而利水方可以通过渗湿利水的作用，促进体内水分的代谢和流动，从而缓解水肿症状。另外，该患者胸闷、气短也可能与肾病综合征相关，利水方中的黄芪、白术、太子参等药可以促进气血生化，增强身体的免疫力和抵抗力，缓解胸闷、气短等症状。

学生：患者病情好转后，是否需要长期服药？

郭恩绵：服药后患者体内正气得到鼓舞，能够鼓邪外出，临床症状往往能够得到缓解，在治疗过程中要视患者的病情变化而及时调整用药。同时需要完善肾穿刺活检以进一步明确临床诊断，配合西医学治疗方式，综合运用中西医结合治疗以期取得更好的治疗效果。中医在治疗疾病时讲求中病即止，一旦病情得到了控制或者改善，就应该停止当前的治疗方法，以最大程度地避免药物不良反应的出现，此时应该根据患者的病情变化及时调整用药，视病情变化以决定是否需要后续治疗。

◎ 3. 于某，女，68 岁。2020 年 2 月 14 日初诊。

主诉：双下肢浮肿 3 个月余。

现病史：患者 3 个月前因情志不畅出现呕吐，后继发水肿。刻下见：双下肢浮肿，小便黄而不利，大便如常。心烦易怒，头晕，纳寐差，时有痞闷不舒。舌暗红，苔白，脉滑。

既往史：既往体健。

辅助检查：尿蛋白（±），肾功能大致正常。

中医诊断：水肿（肝郁脾虚，气滞湿阻）。

治法：疏肝补脾，理气化湿。

方药：苓桂术甘汤合柴胡加龙骨牡蛎汤加减

| 茯神 15g | 白术 15g | 桂枝 15g | 炙甘草 10g |
| 柴胡 15g | 黄芩 10g | 党参 10g | 法半夏 10g |

酒大黄 6g　　　　龙骨 30g　　　　牡蛎 30g

7 剂，水煎服。

二诊（2020 年 2 月 22 日）：患者自述服药后下肢水肿减轻，小便量增多，脘痞缓解，寐仍差。舌暗红，苔薄白，脉滑。上方加酸枣仁 15g。14 剂，水煎服，以巩固疗效。

三诊（2020 年 3 月 10 日）：患者自述基本无浮肿，尿量如常，脘痞及寐差均明显改善。

学生：水液代谢和运行最需要哪种物质的推动，与哪个脏腑关系最密切？

郭恩绵：水液的代谢和运行离不开气的推动，与脾脏最相关。《素问·经脉别论》有云："饮入于胃，游溢精气，上输于脾，脾气散精，上归于肺，通调水道，下输膀胱，水精四布，五经并行。"水液的代谢及运行离不开脾主运化的功能，脾气健运，水液得以正常输布。

学生：气为何最易受肝的影响？

郭恩绵：肝主疏泄，调畅气机。肝气主升、主动，喜条达而恶抑郁，对人体气机有疏通、畅达的作用。肝主疏泄功能正常，则气机调和，气机调和则气血运行通畅，各组织器官才能发挥正常的生理功能。若肝疏泄失常则气机失调，气血运行均受阻，发为气滞血瘀之病。肝主疏泄的功能也能推动水液的运行，肝主疏泄，调畅气机，调节气的运动，进而调节水液的代谢。此外，肝主疏泄还可以调节三焦气机，调节肺、脾、肾等脏腑气机升降。

○ 4.赵某，女，65岁。2021年8月15日初诊。

主诉：双下肢水肿晨轻晚重3个月。

现病史：3个月前无明显诱因出现上症，今来诊。现症见：双下肢水肿，足内踝为甚，晨轻暮重，畏寒乏力，纳可，寐差，尿量正常，尿中有泡沫，便溏。舌暗红，苔薄白。脉沉迟涩无力，右寸不足。

既往史：未见异常。

辅助检查：尿蛋白（＋）。

中医诊断：水肿（脾阳虚衰，阳虚水泛）。

治法：温阳利水，健脾散寒。

方药：真武汤去芍药合人参汤、升陷汤

制附子10g	生姜10g	麸炒白术15g	茯苓30g
党参20g	桂枝10g	干姜5g	炙甘草10g
黄芪30g	桔梗10g	柴胡6g	升麻3g
知母15g			

7剂，水煎服。

二诊（2021年8月24日）：患者自述服前方3剂后水肿即消，

痒可，大便调，日一行。舌象同前，脉迟，无明显涩滞感，且较前有力，右寸脉起。效不更方，继服上方7剂，水煎服，嘱患者服完后可停药。

学生：本案如何辨证？

郭恩绵：本案中患者下肢水肿，晨轻暮重，畏寒，大便溏稀，脉沉迟涩弱，右寸不足。水为阴邪，其性趋下，需阳气推动才可循常道运行，晨起阳气升发，日暮阳气渐入于阴，故晨轻暮重。畏寒神疲乏力即有阳气虚之表现。沉为里病，无表证，迟为里寒，涩弱为气虚，推动乏力，右寸不足，为胸中宗气下陷。

学生：常见的治疗脾肾阳虚水肿的方剂有哪些？

郭恩绵：真武汤，本方以附子为君，温肾阳、暖脾土、温运水湿。臣以茯苓利水湿，使邪从小便去，白术健脾燥湿。佐以生姜温散，助附子温阳散寒，合苓、术散水湿。白芍亦为佐药，一者利小便以行水气，二者柔肝缓急，三者敛阴舒筋，四者防止附子燥热伤津。诸药合用，奏温阳利水之效，用于治疗阳虚水泛之证。

（孙劲秋、梁亮、王浩浩）

第四章

淋 证

一、概述

尿路感染在中医学中归属于"淋证"范畴。"淋"作为中医病名首见于《黄帝内经》，淋证指小便涩痛，淋沥不尽，常伴溲行急迫、短数的病证。该病病机为热郁伤阴，由肾及肝，肝肾阴虚；或湿伤阳气，由肾及脾，脾肾气虚、阳虚；或气阴两虚和阴阳两虚等。西医学中尿路感染临床表现为尿频、尿急、尿痛、血尿、背部疼痛和肋脊角压痛，尿培养是对尿路感染诊断明确的指标。疾病后期会产生诸多严重并发症，如脓毒血症、肾衰竭，甚至危及生命。西医学认为，淋证与尿路感染、尿路结石、尿道综合征、泌尿系统肿瘤等疾病密切相关。

郭恩绵认为湿热之邪贯穿尿路感染之淋证疾病全程，又可兼有正虚、瘀血。根据《外台秘要》中的记载，淋证可分为气淋、石淋、膏淋、劳淋、热淋，郭恩绵按患者临床表现将尿路感染分为急性期、慢性期与缓解期，急性期患者多为热淋，而慢性期与缓解期则多为劳淋或气淋。慢性尿路感染病情缠绵难愈，病机多为急性期治疗不当或调养失宜，邪伏膀胱，湿热留恋，虚实夹杂；或患者素体湿盛，湿邪凝滞，易袭阴位，故易反复发作。实邪包括湿、痰、热、火、郁、瘀。故郭恩绵提出治疗本病，应除邪务尽、治疗彻底。

二、病因病机

1.病因

淋证的病因可分为外因、内因。外因为下阴不洁，不洁之物由尿道入侵，上行膀胱，或全身感染性疾病，邪盛正衰，循经侵及下焦。内因为平素好食肥甘厚味、劳倦，或房室无度，导致机体正气亏虚，无力抗击病邪，进而发病；或因年老体亏，肾虚痰瘀，排尿不畅，日久邪气瘀积，酿成湿热。

2.病机

郭恩绵认为淋证为过食肥甘、肠胃积热、脾虚湿盛、心火亢盛、肝郁火盛、湿热蕴积膀胱或火盛下移膀胱所致。淋证病机主要为湿热蕴结下焦，肾与膀胱气化不利，以致小便频急涩痛、排尿不畅。若湿热阻肾，气化不利，泌别清浊失职，精微外泄，则见蛋白尿；若湿热阻滞，气机不通，则腰痛灼热；若热伤血络则尿血；若邪袭太阳，正邪交争，则恶寒发热；若邪郁少阳则寒热往来、口苦呕恶；若内伏阳明则高热便秘。

郭恩绵的观点与《诸病源候论》指出的淋证病机"肾虚而膀胱热"相一致，明确淋证病机主要为湿热之邪蓄积膀胱。《幼科指南》载淋证病机为"膀胱蓄热，热淋成矣"，充分表明热淋主要由于膀胱蓄热而成。《丹溪心法》中载"淋有五，皆属于热"，可见，湿热蕴结膀胱是发病的关键。《诸病源候论》中另载有"肾虚则小便数，膀胱热则水下涩"的描述，表明淋证与肾脏虚损有关，多为虚实夹杂。郭恩绵认为淋证病位主要在肾与膀胱，与心、肝、脾亦相关，病性为本虚标实。根据其临床表现，尿路感染有急性和慢性之分。

3. 演变及预后

急性尿路感染或因治疗不及时，或因调养失宜，伤及正气，邪盛正虚，正邪交争，胶着难愈，以致湿热之邪留恋膀胱，发为慢性尿路感染。慢性尿路感染迁延日久往往虚实夹杂。本虚为气虚、血虚、阳虚、阴虚，病位责之肾、膀胱、脾、心、肝、肠胃，邪实为湿、痰、热、火、郁、瘀。诸邪之中，湿邪凝滞胶着，留恋缠绵，邪盛则伤阴耗气，损脾伤肾，久病入络，肾络瘀滞，气化失司，湿邪内生，外邪易侵，故郭恩绵提出正虚、湿热、瘀血互为因果，相互作用，以致本病迁延缠绵，顽固反复。

三、辨证论治

1. 治则治法
（1）治则
对于本病的治疗应掌握邪正虚实的主次，辨明病位、病性。急性期以清利湿热为主，酌情予扶正之法，以防耗气伤阴，治疗用药量要足、疗程要足，务必尽除邪实。慢性期正虚邪实交争，郭恩绵主张以扶正祛邪、攻补兼施为基本治则，而辨证的关键是分清主次，病情初起湿热为主，阴虚为次；日久阴虚为主，湿热为次，亦可见气阴两虚、阴阳两虚、气血亏虚、肝气郁结、瘀血阻络、痰瘀互结等证，同时应注重调畅气机、通利三焦。郭恩绵认为尿路感染缓解期应固本复元、扶助正气、调理机体。

（2）治法

根据尿路感染慢性期病因病机的特点，郭恩绵提出补益脾肾法、滋补肝肾法、调畅气机法、活血通络法。

1）补益脾肾法

此类患者证属脾肾亏虚，可以为脾肾气虚及脾肾阳虚，表现为食少纳呆、腹胀、便溏、腰膝酸软、尿频、尿淋沥不尽、尿失禁、少气懒言，或形寒肢冷，甚则遗精、阳痿、早泄，女性则带下清稀，上述症状遇劳、遇冷加重或发作，舌质淡，脉细弱。治疗上除清利湿热之外，还要补益脾肾。常用通淋方合无比山药丸加减。常用药物：巴戟天、淫羊藿、杜仲、怀牛膝、桑寄生、黄芪、党参、白术、山茱萸、山药等。

2）滋补肝肾法

此类患者常为肝肾阴亏、阴虚火旺证，表现为尿道热涩、腰膝酸软、五心烦热、神疲乏力，每因抑郁恼怒、过劳而发作，舌红，少苔，脉沉细数。治疗予滋补肝肾、清利湿热之法，予通淋方合知柏地黄丸加减。常用药：知母、黄柏、墨旱莲、女贞子、生地黄、泽泻、山茱萸、山药、牡丹皮、枸杞子、玄参、黄精等。

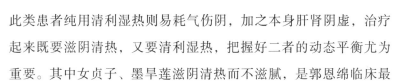

此类患者纯用清利湿热则易耗气伤阴，加之本身肝肾阴虚，治疗起来既要滋阴清热，又要清利湿热，把握好二者的动态平衡尤为重要。其中女贞子、墨旱莲滋阴清热而不滋腻，是郭恩绵临床最常用的药物之一。

3）调畅气机法

患病日久则耗气伤阴，久而夹瘀，肾络瘀阻。治疗上既要补气，又要理气，气行则血行，血行则水行。郭恩绵在治疗中常以开宣肺气、调畅气机为法，使肺气宣降有常、肾脏气化有度、水行通畅，以利祛邪外出。郭恩绵认为理气药具有调整尿道平滑肌的作用，与其他补益药合用，对改善膀胱刺激征有一定的效果。这些患者久病之后，常情志不畅，肝气郁结，肝气不畅，溲溺约制失节，湿热与郁热胶着，致使尿路感染反复发作，难以治愈。《临证指南医案》中提到"淋属肝胆"，因此郭恩绵临床治疗本病常合用疏肝理气的方药，从而达到缓解病情的作用。

4）活血通络法

尿路感染迁延不愈常可引起膀胱壁粗糙、不光滑，肾间质慢性炎症形成瘢痕，符合中医学"久病入络"的理论。因此，郭恩绵对于慢性尿路感染久治难愈者，即使宏观无瘀血表现，亦加用活血化瘀或活血破血之品，如牡丹皮、川牛膝、红花、当归、赤芍、蒲黄、桃仁、三棱、莪术等，以达到活血通络的目的。

2. 验方

（1）通淋方治急性尿路感染

1）方剂组成：萹蓄、瞿麦、滑石、石韦、车前子、栀子、黄柏、金银花、连翘、土茯苓、白花蛇舌草、苦参等。

2）组方分析：急性尿路感染为湿热壅滞下焦，以邪实为主，治以清热利湿通淋，自拟通淋方。本方取八正散清热利湿通淋，加用金银花、连翘以清热解毒，栀子清三焦之火，土茯苓、白花蛇舌草为清热解毒、利湿通淋要药，使湿热之邪从小便而解。本方过于寒凉，久服恐伤正气，应中病即止。若伴有血尿加小蓟、地榆、茜草、白茅根、侧柏叶、墨旱莲等凉血止血。少腹胀痛加乌药行气通淋。若热毒入里，弥漫三焦，热毒侵入营血，见小便滴沥涩痛，同时可见腰痛、发热、恶寒、头身痛、皮肤紫斑隐隐者，加黄连、黄芩、水牛角、生地黄、牡丹皮、赤芍以清热解毒凉血。

（2）**尿感灵方治慢性尿路感染**

1）方剂组成：老头草、石韦、茜草、黄柏、土茯苓、猪苓、金钱草、狗脊、党参、白术。

2）组方分析：慢性尿路感染多为急性尿路感染反复发作，久治不愈，湿热之邪上行伤及肾气，肾虚邪恋所致，病性为虚实夹杂。关于补虚治淋在中医学史上多有争议，但郭恩绵认为对病程日久，脾肾亏虚者，自当运用补益之法，不必拘泥，盖因湿盛伤阳，热盛伤阴，阴阳失调，正气亏虚。因此，扶正固本是治疗反复发作、缠绵难愈尿路感染的关键所在，只有使肾气得复、正气得扶，疾病才能彻底痊愈。根据此治疗原则，郭恩绵创制了尿感灵方。方中除选用石韦、猪苓、金钱草等利湿之品外，还选用黄柏、土茯苓清热解毒，加入茜草化瘀止血，防久病致瘀；湿热日久伤及脾肾，故投以狗脊强腰益肾，以党参、白术益气健脾。老头草为郭恩绵治疗本病的必选之品，其善清热凉血、益肾利水，对消除蛋白尿和血尿有效，现代药理研究也表明其有明显的抑菌作用，与石韦二药相合，清热利湿、利水通淋，对慢性肾炎蛋白尿兼血尿伴膀胱刺激征者，十分妥帖。郭恩绵常于方中加入海螵蛸，一则收涩，二则碱化尿液，疗效甚佳；尿频者加益智仁以收敛固摄；久病者加柴胡以畅气机；不明原因前阴疼痛者，加藁本，源于《药性赋·温性药》中载"藁本除风，主妇人阴痛之用"。若脾虚气陷，配合补中益气汤以益气升陷；肾阴亏虚可配合知柏地黄丸以滋阴降火；肾阳虚衰者，配合右归丸以温补肾阳。

郭恩绵强调，对于尿路感染不能单纯依赖中药的作用，要中西医结合，以西药杀菌抑菌、中药扶正祛邪，二者相辅相成，才能够迅速缓解症状，减轻患者痛苦。

3. 分型论治

（1）尿路感染急性期

此期以尿频、尿急、小便短数、灼热刺痛为主症，可兼见尿中带血，口苦，呕恶，或发热，或便秘，舌红，苔黄腻，脉数。郭恩绵常以自拟通淋方加减。常用药：车前子、萹蓄、栀子、滑石、石韦、冬葵子、黄芩、黄柏、金银花、连翘、蒲公英、苦参、土茯苓、淡竹叶、白花蛇舌草等。郭恩绵临床上善用八正散、导赤散、猪苓汤、龙胆泻肝汤等方剂。郭恩绵临床用药体会如下：本期治疗以清热利湿通淋为主，清热要彻底，祛湿要持久，要特别加强健脾除湿。尿道涩痛者，可选用淡竹叶、灯心草、甘草梢、白芍以通淋止痛；血尿重者，多为湿热之邪或火热之邪伤及血络，血不归经所致，应以清热为主，可选用小蓟、茜草、三七粉、蒲黄、五灵脂、白茅根、侧柏叶、女贞子、墨旱莲等止血，使血止而不留瘀、通脉而不伤正。

（2）尿路感染慢性期

此期患者以反复尿频、尿痛，迁延不愈为主症，或乏力，腰痛，舌质淡红，苔薄白，脉沉细。郭恩绵认为此期患者正虚邪恋，湿热余邪残留，湿盛伤气，热盛伤阴，以致肝肾阴亏，或脾肾气虚、脾肾阳虚，属于虚实夹杂，故以祛邪扶正、攻补兼施为基本治则。处于此期的患者症状反反复复，十分痛苦。患者常伴有泌尿系统的异常，如尿路结石、前列腺增生、前列腺炎、膀胱输尿管反流、泌尿系统肿瘤等。治疗上，首先是要去除上述因素，联合应用中西药物改善症状；其次，此期患者往往年老体衰、体弱多病，因此此期应加强扶助正气的治疗。郭恩绵临床用药体会如下：治疗时清热利湿药常会耗气伤阴，可酌情佐以生地黄、玄参滋阴清热；另外，需要注意疏肝理气、调畅三焦气机，临床以柴胡剂加减，可合用四逆散、柴胡疏肝散等，常用柴胡、川楝子、青皮、乌药等药物。

（3）尿路感染缓解期

尿路感染缓解期在尿路感染慢性期之后，多以正虚为主，治疗以补益为主，佐以清利。郭恩绵认为尿路感染发生及反复迁延的根本原因在于正气不足，抗邪无力。故治疗上提出以扶正固本为主，佐以清利，体现中医学"治未病"的理念。因此，郭恩绵

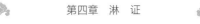

强调临床治疗本期重在辨证，使阴平阳秘，同时佐以清利余邪之法。郭恩绵自拟尿感灵方加减治疗本病。脾虚气陷，配合补中益气汤益气升陷；肾阴亏虚配合知柏地黄丸滋阴降火；肾阳虚衰者，配合右归丸以温补肾阳。郭恩绵临床用药体会如下：老年患者感邪日久，膀胱刺激征不典型，常以肾虚为主要病机，多见尿频、淋沥不尽、排尿不畅、尿失禁等，易进入慢性迁延期，使虚实夹杂，病情缠绵，故治疗当补肾祛邪、虚实兼顾。

四、临床医案

◎ 1. 王某，女，55岁。2019年4月29日初诊。

主诉：小便不利甚赤涩，伴排尿灼热感，反复发作3年，加重1周。

现病史：3年前无明显诱因出现排尿灼热感，诊为尿路感染，以抗生素治疗后缓解。之后上述症状常反复发作。1周前，患者出现排尿灼热感症状加重，口服抗生素不效。现症见：排尿赤涩，伴有灼热感，腰酸痛，神疲乏力，寐差，大便可，舌红，苔薄黄，脉沉滑。

尿常规：隐血（++），镜检红细胞2～3个/高倍镜视野，镜检白细胞＞40个/高倍镜视野。

中医诊断：劳淋（脾肾两虚，湿热内蕴）。

西医诊断：尿路感染。

治法：健脾益肾，清热利湿。

方药：尿感灵方加减

老头草 20g   石韦 10g   茜草 15g   黄柏 10g

土茯苓 35g   猪苓 10g   金钱草 30g   狗脊 20g

党参 20g   白术 15g   海螵蛸 20g   首乌藤 30g

7 剂，水煎服。

嘱忌食辛辣、鸡肉，忌饮酒。

二诊（2019 年 5 月 7 日）：排尿热涩、腰酸明显好转，无其他不适症状。舌暗红，苔黄，脉沉滑。复查尿常规：隐血（++），镜检红细胞 10 ～ 15 个 / 高倍镜视野，余未见异常。湿热之邪迫血妄行发为血尿。上方去海螵蛸、首乌藤，加生地榆 15g，白茅根 30g，小蓟 30g。7 剂继服，煎服法同前。

三诊（2019 年 5 月 14 日）：无特殊不适。复查尿常规：隐血（++），镜检红细胞 2 ～ 5 个 / 高倍镜视野。上方加海螵蛸 20g，继服 14 剂，煎服法同前。后来诊，排尿热涩诸症消失，尿检未见异常。半年未再诊。

郭恩绵：本患者属本虚标实之劳淋。湿热之邪客居下焦而为淋。如《景岳全书》曰"淋之为病，小便痛涩滴沥，欲去不去，欲止不止者是也"。久淋不愈，缠绵反复，耗伤正气，以致脾肾两虚，故见腰酸乏力。故本例以清利湿热通淋为主，辅以健脾益肾。石韦、猪苓、金钱草利湿通淋，黄柏、土茯苓、老头草清热，茜草用于预防久病致瘀，狗脊强腰益肾，党参、白术益气健脾，海螵蛸制酸止痛且收敛固涩，首乌藤养心安神。二诊时，因湿热之邪熏蒸，伤及血络，血溢脉外而发为血尿，用地榆、白茅根、小蓟以凉血止血。去海螵蛸以免留邪之弊。诸药合用，标本兼治，收效甚佳。淋证的扶正固本，当本着扶正而不留邪、祛邪而不伤正的原则，扶正祛邪并用，以复元补气为主，而兼清利。

学生：滋补肝肾时需要注意什么？

郭恩绵：滋阴补肾时，当多用质地非厚腻的养阴滋阴之品，使滋而不腻，补而不滞，扶正而不恋邪；严格把握补虚之时机，必待邪去大半，病势已弱时，方可进补，且药量宜轻，谨防早补过补，壅遏气机，留邪不去，方可达到补而不滞、元复邪去之目的。

◎ 2. 王某，女，71 岁。2019 年 3 月 8 日初诊。

主诉：小便频数、淋沥不尽 4 年余，加重 1 个月。

现病史：4 年前因情绪急切出现小便频数、淋沥不尽，尿常规见白细胞增多，诊断为尿路感染，给予抗菌药物（具体用药不详）治疗后病情有所缓解，但 4 年来每遇劳累、心情不畅时病情复发，常伴腰痛耳鸣。1 个月前劳累后上症再发，伴有低热，于当地医院就诊，24 小时尿细菌培养结果：生长大肠埃希菌，菌落计数＞105CFU/mL，诊断为慢性肾盂肾炎急性发作，口服半个月抗生素（具体不明）后，上述症状有所好转，今为求中医调理以减少复发，来我院就诊。现症见：小便频数涩滞，淋沥不尽，腰膝酸软，少腹胀满，性情急躁，头晕耳鸣，口干，夜尿 4 次，舌红胖大，苔白厚，脉沉弦。

查体：右肾区叩痛（＋），中输尿管压痛（＋），双下肢不肿。

尿常规：镜检白细胞 25 ～ 35 个 / 高倍镜视野，镜检红细胞 8 ～ 10 个 / 高倍镜视野；尿红细胞形态：正常红细胞＞ 60%；双肾彩超检查未见异常。

中医诊断：劳淋（肝肾阴虚，气火郁于下焦）。

西医诊断：慢性肾盂肾炎。

治法：滋阴清热，利气疏导。

方药：知柏地黄丸合二至丸、沉香散加减

知母 10g	黄柏 10g	沉香 6g	橘皮 10g
青皮 6g	山茱萸 15g	牡丹皮 15g	泽泻 15g
生地黄 15g	山药 15g	茯苓 20g	车前子 15g
牛膝 15g	萆薢 20g	石韦 15g	女贞子 15g
墨旱莲 20g			

7 剂，水煎服。

二诊（2019 年 3 月 15 日）：尿频急症状消失，无排尿不适感，仍觉口干，腰膝酸软，时觉耳鸣，舌红胖大苔白。尿常规：镜检白细胞 5 ～ 8 个 / 高倍镜视野，隐血（±），余无异常。余热已清，但阴虚难以骤补，首方加太子参 20g，枸杞子 15g，石斛 10g，沙参 15g。又服 14 剂后来诊，腰膝酸软、头晕耳鸣症状皆已好转，夜尿频次减少，1 ～ 2 次 / 晚，尿常规正常，再以此方进退，巩固

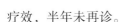

疗效，半年未再诊。

学生：尿路感染多由湿热之邪所致，为何加用二至丸和沉香散？

郭恩绵：本例患者曾因情绪急切出现小便频数，淋沥不尽，而后每遇劳累、心情不畅时病情复发，辨病当属劳淋。症见腰膝酸软、头晕耳鸣当属肾阴虚，又见少腹胀满、性情急躁，当为肝气郁结化火，再结合其脉象，本例患者当辨为肝肾阴虚、气火郁于下焦之劳淋证。肾气渐衰，无力抗邪，湿热之邪留恋不去，则小便频数、尿意不尽；阴虚不能制阳，虚火上炎，而见头晕耳鸣、口干，并伴有低热之症。治以知柏地黄丸合二至丸为主，滋肾阴、清虚热、凉血止血。方中萆薢、石韦淡渗利湿；车前子、牛膝二药合用引药下行，使补而不壅滞，清利而不伤正，共奏补虚通淋之功。又以沉香散疏通肝气，后以太子参、枸杞子、石斛、沙参益气养阴。本病为虚实夹杂之证，纵观全方，虽有余热，但选淡渗利湿之药，避免大量苦寒渗利之品损伤脾胃，同时因阴虚而阳失其恋，致虚热内生，故用药忌温燥，唯宜调和平补，虚实兼顾，诸药合用，淋证可除。

学生：原来如此，致病之邪仍有虚实之分，辨证时切不可忽视，患者症状明显呈肝肾阴虚之征，治以二至丸滋补肝肾之阴，患者常性情急躁，心情不畅，故以沉香散疏肝理气、调畅情志，二者配合知柏地黄丸，使治疗效果更佳。

◎ 3.唐某，女，35 岁。2020 年 1 月 6 日初诊。

主诉：夜间遗尿，白天尿频尿急 1 周。

现病史：患者 1 周前开始出现夜间遗尿，醒后发现衣服尽湿，白天常尿频、尿急、尿道有灼热感，自行口服诺氟沙星，症状未见好转。现症见：夜间遗尿，白天尿频，尿急，尿道有灼热感，乏力，腰膝酸软，活动后尤甚，畏寒肢冷，纳可，寐差，面色无华，舌质淡红，苔白，脉沉滑数。

尿常规：白细胞（++），镜检白细胞 10～15 个/高倍镜视野，镜检红细胞 1～2 个/高倍镜视野。

中医诊断：热淋、遗尿（肾气不固，湿热下注）。

西医诊断：尿路感染。

治法：补肾涩遗，清热解毒。

方 药

桑螵蛸 20g	五味子 15g	覆盆子 20g	桑椹 20g
枸杞子 20g	蒲公英 15g	乌药 20g	瞿麦 15g
山茱萸 15g	柴胡 15g	野菊花 20g	芡实 20g
酸枣仁 20g	首乌藤 30g	连翘 20g	生龙骨 30g
益智仁 15g	甘草 10g		

7 剂，水煎服。

二诊（2020 年 1 月 13 日）：自述夜间遗尿减轻，体力增加，畏寒轻，面色稍润泽，仍失眠，白天仍尿频，尿急尿道灼热感减轻，舌质淡，苔白，脉沉数。尿常规：镜检白细胞 3 ~ 6 个 / 高倍镜视野。上方加生牡蛎 30g，香附 10g，白花蛇舌草 30g 以镇静安神、清热解毒、调理气机。

三诊（2020 年 1 月 20 日）：患者述近日过度劳累，尿频、尿急、尿道灼热感再度发作，无夜间遗尿，腰酸痛，纳可，寐可，大便正常，舌质红，苔薄白，脉细。尿常规：镜检白细胞 8 ~ 10 个 / 高倍镜视野。上方加海螵蛸 15g 以制酸止痛。

学生：患者为何出现上述症状？

郭恩绵：肾气不足，膀胱失约，故见遗尿；湿热下注，可见尿频尿急；肾气虚弱，可见腰酸乏力畏寒。肾水无以制心火，可见失眠多梦。

学生：此方的组方思想是什么？

郭恩绵：《素问·灵兰秘典论》曰："膀胱者，州都之官，津液藏焉，气化则能出矣。"膀胱位于下焦，为"州都之官"，有上传下达之职能，所藏津液经气化可化为汗液、尿液排出体外；肾与膀胱相表里，肾司开阖，主水，主津液，开窍于二阴，膀胱的气化功能，取决于肾气的盛衰，肾气促进膀胱气化津液，司关门开阖以控制尿液的排泄。故用桑螵蛸、芡实、桑椹、覆盆子、枸杞子、山茱萸补肾益气；五味子、乌药、益智仁缩泉止遗；瞿麦清热通淋；蒲公英、连翘、野菊花清热解毒；酸枣仁、首乌藤、生龙骨安神益智；柴胡和解少阳枢机，甘草调和诸药。

学生：患者第三次来诊时为何加用海螵蛸 15g ？

郭恩绵：患者第三次来诊时只有尿频、尿急、尿道灼热感再度发作，属热淋急性疼痛期，此期尿液多为酸性，海螵蛸恰能制酸止痛，故常用海螵蛸治疗此症。全方以固涩为主，兼以祛湿清热，相辅相成，共奏良效。

◎ 4. 于某，女，28 岁。2020 年 12 月 7 日初诊。

主诉：尿频、尿急、尿痛半个月，加重 3 天。

病史：患者半个月前着凉后出现尿频、尿急、尿痛，于医院就诊，查尿常规：镜检白细胞 5 ~ 8 个 / 高倍镜视野，自服复方石韦片，症状稍有缓解。近 3 天患者自觉症状加重，来我院门诊求诊。现症见：尿频，尿急，尿痛，腰膝酸软，夜间全身盗汗，畏寒，肢冷，时自汗，恶风，乏力，气短，纳可，寐差，多梦，大便正常，舌质红，苔白，脉沉细。

尿常规：镜检白细胞 5 ~ 15 个 / 高倍镜视野，镜检红细胞 0 ~ 2 个 / 高倍镜视野；双肾膀胱输尿管彩超检查未见明显异常。

中医诊断：淋证（营卫不和）。

西医诊断：尿路感染。

治法：调和营卫，益气养阴，收敛止汗。

方 药

桂枝 15g	甘草 10g	麻黄根 10g	牡丹皮 10g
酸枣仁 10g	白芍 15g	浮小麦 30g	炙鳖甲 25g（先煎）

山茱萸 10g　　煅龙骨 30g（先煎）煅牡蛎 30g（先煎）

大枣 10g　　太子参 10g　　熟地黄 20g　五味子 10g

7 剂，水煎服。

二诊（2020 年 12 月 14 日）：述夜间汗出大减，仅胸口汗出，体力增加，气短减轻，仍夜寐欠佳，多梦，时尿频，舌质淡，苔白，脉沉细。尿常规：镜检白细胞 0～3 个/高倍镜视野，镜检红细胞 0～1 个/高倍镜视野。上方加菟丝子 15g，巴戟天 15g，远志 15g，柏子仁 10g。

三诊（2020 年 12 月 21 日）：症状基本消退，轻微畏寒，舌质淡，苔白，脉沉细，嘱其上方加黄芪 30g，防风 10g，继服 10 剂加以巩固。

学生：本方侧重使用桂枝汤与牡蛎散，其用意何在？

郭恩绵：首先淋证以小便频急、淋沥不尽、尿道涩痛、小腹拘急、痛引少腹为特征。其次，患者病久，湿热内郁，耗气伤阴，损及营卫，故见腰膝酸软、乏力、怕风、自汗、夜间汗出甚；舌脉亦合营卫不和之象。《医宗金鉴》载："此方（桂枝汤）为仲景群方之冠，乃解肌发汗、调和营卫之第一方也。"牡蛎散出自《太平惠民和剂局方》，具有敛阴止汗、益气固表之功效，为治疗卫虚自汗或盗汗之代表方。该患者病情复杂，昼自汗轻，夜盗汗重，故选桂枝汤加减以化气调阴阳，佐以牡蛎散收阳虚之汗；酸枣仁敛心阴、养心神；六味地黄丸加减合鳖甲补肾强腰，

105

又可敛阴虚之汗。

学生：患者复诊时，先前症状明显减轻，可见方药对证，又为何加入另外四种药物？

郭恩绵：复诊时患者前症减轻，但症状仍存在，故加用菟丝子、巴戟天以补肾益气，远志、柏子仁以养心安神。三诊时，患者症状基本消退，轻微畏寒，结合其舌脉象，加黄芪、防风以益卫固表止汗。全方发中有收、补泻兼施，终获良效。

 5. 李某，女，42 岁。2019 年 8 月 12 日初诊。

主诉：尿少而频，下肢浮肿多年，加重 2 个月。

现病史：患者既往曾患尿路感染，尿少而频，尿中时有白细胞，伴下肢浮肿，未系统治疗。现面部肿胀，乏力，下肢轻度浮肿，今为求中医调治而来诊。现症见：尿少而频，下肢轻度浮肿，面部肿胀，胸闷，腰酸痛，腿凉，膝软，时有摔倒，乏力，舌体暗红，少苔，脉沉涩。

尿常规：蛋白（－），镜检白细胞 15 ～ 20 个 / 高倍镜视野；双肾超声检查未见异常；肾功能及血脂指标正常。

中医诊断：淋证、水肿（脾肾两虚，湿阻血瘀）。

西医诊断：慢性肾盂肾炎。

治法：温阳补肾健脾，活血利水渗湿。

方 药

茯苓 30g	泽泻 30g	黄芪 30g	益母草 30g
赤芍 15g	薏苡仁 30g	木瓜 15g	续断 15g
牛膝 15g	瞿麦 20g	萹蓄 20g	狗脊 15g
丹参 20g	附子 10g	杜仲 15g	车前子 20g
甘草 15g			

7 剂，水煎服。

嘱其调饮食、慎起居、勿劳累。

二诊（2019 年 8 月 19 日）：下肢颜面浮肿明显消退，仍有胸闷，气短，舌淡红，苔薄白，脉沉。尿常规：镜检白细胞 0～1 个 / 高倍镜视野，镜检上皮细胞 8～10 个 / 高倍镜视野。上方加瓜蒌 20g。14 剂后浮肿、胸闷消失。

学生：本例患者曾患尿路感染，尿少而频，为何会伴下肢浮肿？

郭恩绵：久淋不愈，湿浊残留，伤及脾肾，肾虚腰府失养，而肾主水，脾主运化，脾肾俱损，水液代谢失常，水性趋下，故可见下肢浮肿。

学生：此患者治疗当以何法为重？

郭恩绵：《景岳全书》载："温补即所以化气，气化而痊愈者，愈出自然。"故治法以益气温阳健脾为主，佐以活血利水，方中用黄芪、茯苓益气健脾利水；泽泻、薏苡仁、益母草、瞿麦、萹蓄、车前子清热利湿通淋，宗八正散治淋之组方特点；丹参、赤芍、益母草活血化瘀，附子温补阳气以助利水；木瓜舒筋活络；牛膝、续断、杜仲、狗脊补益肝肾、强筋健骨，而牛膝亦能活血、利尿通淋；甘草调和诸药之性。

学生：患者二诊时明显好转，为何加用瓜蒌？

郭恩绵：患者胸闷一症突出，即湿邪虽去，但胸阳不展，故加入瓜蒌一味宽胸理气而痊愈。

◎ 6. 苏某，女，43岁。2019年2月25日初诊。

主诉：患者反复尿频、尿痛3年余，加重1周。

现病史：患者3年前出现尿频、尿痛，当时尿常规示镜检白细胞20～30个/高倍镜视野，诊为尿路感染，曾在多家医院诊治，使用抗菌药物得以缓解，但每遇劳累即复发，发作时镜检白细胞35～40个/高倍镜视野。一周前因感冒上述症状加重，自服抗菌药物症状不见好转，遂来我院就诊。现症见：小便淋沥不已，时有尿频、尿痛，伴腰痛、乏力，舌质淡红，苔薄白，脉沉细。

尿常规：镜检白细胞25～30个/高倍镜视野；尿细菌培养：生长大肠埃希菌＞105CFU/mL。

中医诊断：劳淋（脾肾气虚，湿浊内蕴）。

西医诊断：慢性肾盂肾炎急性发作。

治法：益气滋阴补肾，清热除湿解毒。

方　药

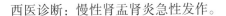

太子参 20g	山药 20g	泽泻 15g	蒲公英 15g
瞿麦 20g	熟地黄 25g	茯苓 15g	龟甲 20g
竹叶 15g	萹蓄 20g	山茱萸 20g	牡丹皮 15g
白花蛇舌草 30g	滑石 20g	甘草 15g	

7 剂，水煎服。

二诊（2019 年 3 月 5 日）：自述尿频、尿痛症状明显好转，仍有排尿不适、尿不尽感，时有腰痛，仍乏力，时有气短，眼睑及双下肢浮肿，尿常规：镜检红细胞 8 ～ 12 个 / 高倍镜视野。予黄芪 40g，党参 20g，菟丝子 15g，柴胡 15g，茯苓 15g，麦冬 15g，车前子 20g，益母草 30g，金银花 30g，连翘 20g，小蓟 30g，白茅根 30g，龟甲 20g，女贞子 20g，墨旱莲 20g。

服药 7 剂后余症皆减，续服 14 剂后诸症消失。

学生：本病的特点是什么？

郭恩绵：患者常因劳累发病，结合病证特点，本病当属劳淋，特点为本虚标实，虚实夹杂。劳淋常因病邪起伏而致反复发作、缠绵难愈。淋者多由湿热毒邪蕴结下焦而致膀胱气化不利，初起病时治不得法，或是药轻病重，显症缓解，余邪未尽，停蓄下焦，久则耗伤气阴，而转为劳淋。

学生：治疗方面应该如何择其轻重？

郭恩绵：由于湿热之邪易伤阴耗气，故劳淋临床以气阴两虚、湿浊留恋证多见。本例患者病程较长，已进入尿路感染慢性期，治疗应以扶正祛邪为主，重在补肾固本，临床常用太子参、山药、熟地黄、龟甲、山茱萸之品；兼清热祛湿，临床常用泽泻、蒲公英、瞿麦、茯苓、竹叶、萹蓄之品；佐加益气温阳之品，临床常用黄芪、党参等，益火消阴、壮水之主，效果甚好。

（李志明、赵铭铭）

腰 痛

一、概述

"腰痛"是以腰部一侧或两侧疼痛为主要症状的一种病证。腰痛部位在下焦，与肾息息相关，临床上，腰痛常作为多发症状困扰着肾病患者。"腰痛"的病名，早在《黄帝内经》中即有记载，《素问·六元正纪大论》中称本病为"腰脽痛"，并载有"刺腰痛"专篇。《诸病源候论》中又称本病为"腰背痛""腰脚痛"等。西医学中将腰痛分为脊椎相关性疾病及其旁软组织疾病、泌尿系统疾病（肾脏疾病与输尿管结石、炎症、结核、肿瘤等），其他疾病如盆腔、直肠、前列腺、子宫附件炎症等均可引起腰痛。郭恩绵认为肾虚腰痛涵盖了西医学中的肾小球肾炎、慢性肾脏病等肾脏疾病。

二、病因病机

1.病因

腰痛的病因可分为外感、内伤两端，外感病机多为风寒、湿热、气滞、血瘀壅滞于经络，产生腰痛，因治疗不当或经久不愈而逐渐导致肾精、肾气亏损，筋脉失养而成"肾虚腰痛"。而内伤腰痛则因年老肾中精气渐衰，导致肾精不足则化气无源，肾气不足则无力温煦、激发、推动脏气，经络失其濡养，气机升降失常而形成。《证治准绳·腰痛》载："有风、有湿、有寒、有热、有挫闪、有瘀血、有滞气、有痰积，皆标也，肾虚其本也。"历代医家皆宗此说，认为腰痛发病多责之肾虚，多为本虚标实，肾中精气亏虚为本，风、寒、湿、热诸邪及跌扑损伤为标，肾虚为发病的关键。

2. 病机

郭恩绵则从络病论治本病，认为肾虚腰痛病位在肾络，基本病机为肾虚络损，湿瘀阻络，气化失职，封藏失司。以肾虚络损为本，湿瘀阻络为标，总属本虚标实之证。肾络亏虚是肾虚腰痛发生发展的内在因素，湿浊伤肾、肾络血瘀是肾虚腰痛迁延反复、顽固难愈的病因病机关键。

（1）肾虚络损为本

络病理论最早见于《黄帝内经》，临床证治源于《伤寒杂病论》，至叶天士《临证指南医案》形成较为完整的"久病入络"理论体系。叶氏认为，患者失治、误治，或病势缠绵，日久不愈，邪气久羁，必然伤及血络，发为络病。他指出"经年宿病，病必在络""久发频发之恙，必伤及络，络乃聚血之所，久病必瘀闭"。郭恩绵认为肾络作为网络于肾脏的络脉，其气血流畅充沛、出入有序，是肾发挥藏精、主水、纳气等生理功能的基础。先天禀赋不足、后天脾胃失养、外邪侵袭、劳倦内伤或久病他脏虚损及肾，以致肾虚精亏，肾虚则肾络虚损，络中气血亏虚，腰府失养则腰酸腰痛，发为肾虚腰痛。肾虚精亏，肾络失养，百病由此而生。

（2）湿瘀阻络为标

后天失养、饮食不节，脾运失司，痰浊内生，湿浊黏腻胶固，易袭于下，留滞肾络伤及络气；久病不愈，气机阻滞，气血亏虚，精微输布失常，血瘀内生，络脉瘀滞，而致肾虚络损。湿浊与血瘀二者相互为患，阻滞损伤肾络，是肾虚腰痛顽固反复的关键。正如《徐批叶天士晚年方案真本》载："久则络血瘀气凝滞……瘀浊水液相混。"郭恩绵常言湿浊为病，重浊胶着，变化多端，瘀之为病，凝涩不移，碍气伤血，湿瘀搏结，伤阴耗阳，损伤肾络，缠绵胶着。故肾虚腰痛的病机关键为肾络亏损、湿瘀互结。而湿瘀既是病理产物，又是诱发和加重肾络阻滞损伤的主要因素，导致肾虚腰痛缠绵难愈的恶性循环。

转归及预后：肾虚腰痛的病机重点在于肾络虚损及其受损后出现的病变状态。其中血脉瘀滞导致瘀血内停、湿浊阻滞导致气机羁留，二者为患日久则气血瘀滞、阴阳失调，衍生多病多症。"血液稽留，为积为聚，为肿为毒"是病机的关键。热毒邪气在肾络长期盘踞，会发生积聚的病理变化，导致血脉肿胀，肾络膜变薄、破裂，肾失封藏，脉络不能约束闭藏，血液和肾中精微外泄，即见血尿、蛋白尿；肾中精气亏虚，三焦水道开阖失调，水液津液运行失司，湿浊失于运化，留滞体内，久而成毒，发为水毒之证，则出现慢性肾衰竭；肾精不能固摄水液，水溢皮肤肌腠之间则发为水肿；肾失温阳之功，更会引起肾水亏虚，水不涵木，肝肾亏虚，阴虚阳亢，可致头晕头痛、高血压等；肾精亏少，命门火缺，精气化生失司，后期可见贫血、消瘦等表现。

三、辨证论治

1.治则

郭恩绵认为，肾虚络损与湿浊瘀血贯穿肾虚腰痛的始终，证属本虚标实。故郭恩绵治疗本病以标本兼治为原则，补肾填精养络治其本，祛湿活血通络治其标，补通兼施、复其气机、升清降浊。该病多为病延日久入络，气郁血阻络脉，精血益虚，故而治疗本病宜缓缓调补、循序渐进、分清主次、中病辄止。《灵枢·本神》载"要知其气血虚实，谨而调之也"，不可急于求成，切忌变法、变方过频；温阳药不能长用，须配伍滋肾药物，做到"刚柔相济，消补并行"。

2.验方玉肾露1号

（1）组方思想

郭恩绵认为，肾虚腰痛的病因多为先天禀赋不足，肾络亏虚；或后天失养，饮食不节，脾运失司，痰浊内生，阻于肾络，伤及络气。而久病不复，气血运行不畅，精微输布失常，瘀血内生，阻于络脉导致肾虚络损，或脾肾两亏，气化失司，湿浊血瘀内生，阻滞肾络，正气日虚，更易感外邪，缠绵反复，瘀滞益甚。其病机关键为脾肾两虚，肾络亏损，湿瘀互结，治以补益脾肾、祛湿通络为法。

（2）方剂组成

针对慢性肾炎所致蛋白尿，郭恩绵自拟玉肾露1号以补肾益精、健脾祛湿、活血通络，方药由黄芪、白术、太子参、菟丝子、枸杞子、金樱子、山茱萸、丹参、泽兰组成。

（3）方剂分析

玉肾露1号立方以补益脾肾为根，兼以温化湿浊、活血通络。**方中以黄芪为君健脾益气，以枸杞子、菟丝子为臣补肾益精，以太子参、白术、山茱萸、金樱子为佐，以丹参、泽兰为使。**黄芪性温味微甘，入脾、肺经，能补气，兼能升气，以其补气之功最优，固推为补药之长，故以其为君药益气升阳、行气利水。现代药理研究表明，黄芪可降低尿蛋白和改善脂质代谢，也可通过调控 TGF-β 信号通路以改善炎症反应和纤维化，从而减轻肾小球硬化和间质纤维化，并提高肾脏病患者的免疫力。方中菟丝子味辛，性甘平，入肝肾脾经。菟丝子酸涩敛固，治月经淋沥、膝疼腰痛。而枸杞子味苦、微甘，性寒，入肝肾两经。枸杞子有滋阴之效，"肾苦燥"，故可防止补益药物太燥烈伤阴液。菟丝子、枸杞子补肾直击肾络虚损之根本，两者一阴一阳，对肾阴肾阳起同补之效，为辅助之臣。白术归脾胃经，补益脾胃的效果较好。太子参甘、微苦，有补气生津之功效。慢性肾炎病程日久，燥热内生伤及津液，导致气阴两虚，用太子参可在补气的同时又不伤阴。二者共资黄芪补肺脾气、健脾祛湿，以后天之精气补先天虚损之精气。三药联用不仅可以补肺气固护卫表、抵御肾虚易感之外邪、益气健脾充养肾络、化湿祛肾络之湿邪，还可以旺血行瘀滞，正所谓"无虚气难滞、血难瘀"。而山茱萸酸、涩，微温，归肝、肾经，其酸温质润，温而不燥，补而不峻，补益肝肾，长于益精，为平补阴阳之要药。金樱子酸涩，平，入肾与膀胱经，长于固敛，善于收敛虚散之气，固涩滑脱，故可固精关、敛肾气。两者共为固涩药，共同固涩因肾络虚损导致的精微外泄。泽兰苦、辛，微温，归肝、脾经，活血利水；丹参苦，微寒，归心包、肝经，活血祛瘀。两药同用活血祛肾络阻结之湿瘀。现代药理研究表明，丹参有降低血小板聚集、促进肾静脉血液回流及改善肾脏血液循环的作用，增加了对血液中有害物质的过滤。

3. 辨证分型

（1）早期——肾络亏虚

主症：腰部隐隐疼痛，绵绵不休，痛不剧烈，多逐渐形成，常兼腿膝酸软无力，神疲乏力，遇劳则甚，卧则减轻，常反复发作，尿中时有泡沫。

治法：温肾填精，健脾益气。

代表方：自拟玉肾露 1 号加减治疗。

随症加减：腰膝酸软者加杜仲、狗脊、桑寄生等。偏于阳虚伴有手足不温者加淫羊藿、桂枝、杜仲、续断等。偏于阴虚伴见面色潮红者，加用知柏地黄丸合二至丸加减；伴盗汗者加银柴胡、制鳖甲等；伴五心烦热者加牡丹皮、青蒿、淡竹叶等；伴夜眠欠佳者加合欢皮、首乌藤、酸枣仁等；伴口燥咽干者加用天冬、麦冬、沙参等。复感风寒外邪，咽痛者加连翘、牛蒡子、桔梗等。

蛋白尿较重者酌加芡实、益智仁、覆盆子、桑螵蛸等。

（2）中晚期——肾络亏虚兼湿瘀阻络

①偏湿邪热化者的症状：尿道灼热，尿中泡沫，口苦口黏，或发热心烦，大便艰难或肛门灼热，下利不爽，舌红，苔黄腻，脉滑数。

治法：补肾健脾，益气通络，清热化湿。

常用药：自拟玉肾露1号加土茯苓、苦参、白花蛇舌草、萹蓄、石韦、滑石、车前子、海金沙、灯心草等。

随症加减：尿频急涩痛者加瞿麦等；伴见肝阳上亢，血压高者加天麻、生龙骨、生牡蛎、生石决明、龟甲、鳖甲等；湿浊重者加老头草等。

②偏湿邪寒化者的症状：头身困重，精神不振，腹部喜温喜按，大便溏稀，畏寒肢冷或浮肿尿少，舌质胖大，苔白腻，脉滑。

治法：健脾益气，补肾温阳，温化寒湿。

常用药：自拟玉肾露1号加藿香、佩兰、陈皮、半夏、厚朴、茯苓、干姜等。

随症加减：水肿者加黄瓜皮、西瓜翠衣、泽泻等；如食少、便溏，或吐，或泻者，可加用参苓白术散等药物。

③偏瘀血阻滞者的症状：腰部刺痛拒按，夜间加重，舌质暗有瘀点，脉涩。女性可出现月经量少、色黑、有血块并伴小腹剧烈疼痛。

治法：补肾益气，健脾祛湿，辅以活血通络。

常用药：应用自拟玉肾露1号基础上根据气虚致瘀、气滞血瘀、热瘀、寒瘀的情况分别在补气、理气、清热、散寒药的基础上加散瘀药。

随症加减：如气虚者加党参等补气化瘀之剂；气滞者加佛手、香橼、绿萼梅等疏肝理气化瘀；因热致瘀者加石膏、知母、黄芩等清热化瘀；因寒致瘀者加生姜、吴茱萸、肉桂、桂枝、葱白等温里或解表散寒。如血瘀较重者加川芎、当归、赤芍、牛膝等；瘀血阻络者，加蝉蜕、僵蚕、水蛭、地龙等。

四、临床医案

◎ 1. 王某，女，45 岁。2020 年 8 月 14 日初诊。

主诉：腰部酸痛 8 年，加重半个月。

现病史：8 年前患者出现腰酸腰痛，查尿常规示蛋白（+），确诊为慢性肾小球肾炎，曾应用黄葵胶囊等药物间断口服药物治疗，尿蛋白波动。半个月前患者病情加重，伴有双下肢浮肿，今来诊。现症见：腰部酸痛，眼睑及双下肢浮肿，畏寒肢冷，纳可，大便秘结，夜寐差。舌质深红，苔黄，脉滑。

既往史：体健。

尿常规：蛋白（+），镜检红细胞 2 ~ 4 个 / 高倍镜视野。肾功能正常。

中医诊断：腰痛（肾络亏虚兼湿浊）。

西医诊断：慢性肾小球肾炎。

治法：补肾填精，益气温阳，辅以活血利水。

方药

山药 15g	山茱萸 20g	太子参 20g	黄芪 30g
炒白术 15g	丹参 10g	枸杞子 15g	菟丝子 10g
金樱子 10g	泽兰 15g	蝉蜕 15g	土茯苓 35g
大腹皮 15g	车前子 10g	黄精 20g	桂枝 10g

7 剂，水煎服。

二诊（2020 年 8 月 23 日）：腰酸腰凉，双下肢浮肿缓解，有小腿肿胀感，口干少津，纳可，二便可，心烦少寐。舌质淡红，苔薄黄少津，脉滑。尿常规：蛋白（＋），镜检红细胞 40 个以上 / 高倍镜视野。上方加老头草 20g，茜草 20g，猪苓 10g，柴胡 15g，滑石 10g，阿胶 10g（烊服）。7 剂，水煎服。

三诊（2020 年 9 月 3 日）：偶有腰酸，时有乏力，双下肢无浮肿，纳可，二便可，夜寐可。舌质淡红，苔薄少津，脉弦滑。尿常规：蛋白（＋），镜检红细胞 15 ～ 18 个 / 高倍镜视野。

方药

太子参 20g	黄芪 35g	麸炒白术 15g	枸杞子 10g
菟丝子 10g	金樱子 10g	山茱萸 20g	丹参 10g
墨旱莲 20g	女贞子 10g	柴胡 15g	三七粉 12g（冲服）

7 剂，水煎服。

郭恩绵老中医临证带教实录精粹

学生：本病例如何处方用药？

郭恩绵：本病例为肾虚腰痛中期，久病缠绵，肾络亏虚日甚，脾土无以润养肾水，而致肾阳虚衰，水停气滞。该患久病累及肾脏，腰为肾府，肾主骨髓，肾精亏虚，加之湿热之邪侵袭腰部，阻遏气机，不通则痛，故见腰痛；肾主水液代谢，肾虚无以制水，停聚体内，则见双下肢浮肿；水热互结，气化不利，热灼阴津，津不上承，故口干少津；阴虚生热，内扰心神，则心烦少寐。舌脉符合肾虚邪热内盛之象。治疗初期以肾阳虚为主，方用温肾益气之品，重用黄芪、太子参、白术健脾益气、化水消肿、祛湿；用菟丝子、山茱萸、枸杞子、金樱子补肾益精、固本扶正；用丹参、泽兰活血通络，酌加温阳利水之品。二诊则见湿热伤阴之象，加入茜草、土茯苓凉血清热，猪苓、阿胶养阴清热等。后期因病情迁延，多有肝气郁结、络脉瘀滞之象，应用柴胡起调理气机、畅达表里之效；并应用三七一味，活血不留瘀、化瘀不伤正，活血兼止血。

2. 杨某，女，62岁。2019年4月23日初诊。

主诉：腰部酸痛4年，伴有胸闷4个月。

现病史：患者4年前出现腰部酸痛，尿中泡沫多，伴有腿沉，于某医院确诊慢性肾小球肾炎，用药1年后因胃疼而停药，后应用昆仙胶囊1年后因月经减少停用。近4个月患者出现胸闷、背紧，反复发作。现症见：患者腰部酸痛重着，后背紧闷，伴有胸闷，下肢沉重，纳可，尿中有泡沫，尿量如常，夜寐可。舌质淡红，苔薄白，舌边齿痕，脉沉紧。

既往史：高血压史 5 年，既往血压最高可达 160/95mmHg，现口服左氨氯地平片 5mg（日 1 次）治疗，血压控制可。尿常规：蛋白（++），镜检红细胞 10 ～ 15 个 / 高倍镜视野。24 小时尿蛋白定量 2.35g。**肾功能：尿素 5.6mmol/L，肌酐 79μmol/L，胱抑素 1.25mg/L；**肝功能正常。

中医诊断：肾虚腰痛（肾络亏虚兼湿瘀阻络）。

西医诊断：慢性肾小球肾炎。

治法：健脾益气，补肾温阳，辅以温化寒湿。

方　药

黄芪 25g	白术 15g	太子参 10g	山药 15g
山茱萸 10g	枸杞子 15g	菟丝子 10g	金樱子 15g
丹参 10g	泽兰 15g	蝉蜕 15g	僵蚕 10g
土茯苓 30g	白茅根 30g	仙鹤草 30g	狗脊 20g
瓜蒌皮 15g			

14 剂，水煎服。

二诊（2019 年 5 月 10 日）：服药后腰部仍有酸痛感，胸部紧闷感减轻，纳可，夜寐较前好转，自觉有深度睡眠。舌质淡红，苔薄黄，舌边有齿痕，脉滑尺沉。尿常规：蛋白（+），镜检红细胞 20 ～ 30 个 / 高倍镜视野。

方 药

黄芪20g	白术15g	太子参10g	熟地黄10g
山药15g	山茱萸10g	枸杞子15g	菟丝子10g
金樱子15g	蝉蜕15g	僵蚕10g	陈皮15g
杜仲15g	当归15g	枇杷叶20g	柴胡10g
仙鹤草30g	牛膝10g		

14剂，水煎服。

学生：该患者首诊脾虚湿盛证明显，老师应用了清热利湿药物，而复诊湿邪渐去却未乘胜追击，而改用行气活血药物，如何选择祛湿治疗的时机？

郭恩绵：湿邪是水气弥散于人体组织中的一种状态，其症状多样，而湿浊证多为内湿所致，内湿既为脏腑功能失常的病理产物，又是新的致病因素，危害人体，形成恶性循环。对于湿浊证的治疗，应以扶正为主，健脾温肾、淡利温化贯穿始终。湿邪为患早期因湿浊内盛，阻遏气机，化痰化饮，内生热邪，故以健脾祛湿为主，辅以清热利湿之法。由于湿性重浊黏腻，易致病势反复缠绵，故后期湿盛之势渐去，则宜理气温运，加用行气及活血通络祛瘀滞之药，使清升浊降、气机通调。本案以温药缓图其功，协同合作，祛邪外出。

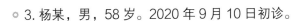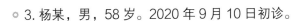

3. 杨某，男，58 岁。2020 年 9 月 10 日初诊。

主诉：腰酸痛 1 年余。

现病史：患者 1 年来自觉腰部酸痛，伴有乏力，于我院就诊，查尿常规可见蛋白尿，诊断为慢性肾小球肾炎，应用肾复康、黄葵胶囊等药物治疗，病情反复。现症见：腰部酸痛，伴有乏力，时有头晕、心烦易怒，纳可，尿色淡黄，大便调，夜寐多梦。平素脾气急躁。舌质紫暗，苔薄黄，脉弦滑有力。

既往史：高血压史 10 年，最高血压 180/100mmHg，现口服硝苯地平控释片 30mg 联合厄贝沙坦 150mg，日 1 次，口服，血压控制可。**尿常规：蛋白（+），隐血（++），镜检红细胞 8 ～ 12 个 / 高倍镜视野，红细胞异形率 75%。**

中医诊断：肾虚腰痛（肾络亏虚兼肝阳上亢，瘀血阻络）。

西医诊断：慢性肾小球肾炎，高血压。

治法：补肾益气，健脾祛湿，辅以活血通络，平肝潜阳。

方 药

太子参 20g	黄芪 35g	金樱子 10g	山茱萸 20g
丹参 10g	泽兰 10g	芡实 15g	僵蚕 15g
白茅根 30g	小蓟 30g	仙鹤草 30g	天麻 10g
生石决明 25g			

7 剂，水煎服。

二诊（2020 年 9 月 17 日）：患者仍觉腰部酸软、乏力，较前好转，头晕症状较前减少，夜寐稍安。舌质红，苔薄少黄，脉弦滑。**尿常规：蛋白（–），隐血（++），镜检红细胞 10～15 个 / 高倍镜视野。**上方加三七粉 3g（冲服）。14 剂，水煎服。

三诊（2020 年 9 月 29 日）：患者现站久腰酸背痛，休息后可缓解，偶有头晕、心烦，饮食二便正常。舌质红，苔薄黄，脉滑。**尿常规：蛋白（+），隐血（++），镜检红细胞 10～12 个 / 高倍镜视野。**

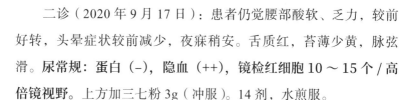

太子参 20g	黄芪 35g	白术 15g	狗脊 35g
枸杞子 10g	菟丝子 10g	金樱子 10g	山茱萸 20g
芡实 15g	僵蚕 15g	蝉蜕 15g	

14 剂，水煎服。

学生：患者未见瘀血表现，为何选用僵蚕、蝉蜕等虫类药物？

郭恩绵：久病者瘀结于肾络隐曲之处，不为外象所见，也非一般草木之品能达，故加用虫类药，取其走窜搜剔之性。此法基于络病学说，法于张仲景、叶天士，因虫类药善行攻窜、疏逐搜剔，可通达经络，其窜透之性胜于草木，行气活血之力较强，能疏通经络，用于活血化瘀、利湿通络，故吴鞠通称虫类药"无微不入，无坚不破"。临床上治疗肾脏疾病常用的虫类药主要包括蝉蜕、僵蚕、地龙及水蛭。蝉蜕既能祛逐风邪，又能宣开肺气、发汗消肿以利水之上源；僵蚕辛咸，辛能发散，咸能软坚，可化痰散结、祛风止痛、息风止痉；地龙能降泄，善走窜，有清热解毒、通络利尿、消肿之功；水蛭，性味辛咸平，有破血逐瘀、通经利水之功。蝉蜕、僵蚕偏于疏散，可降低尿蛋白；地龙、水蛭偏于活血，可改善肾功能。四味药均可走窜入络，软坚消散，祛除瘀阻于肾络之浊邪，改善肾脏的病理状态。可根据情况酌情选用。

4. 刘某，女，28岁。2020年4月15日初诊。

主诉：腰部酸软反复3年余。

现病史：患者3年前妊娠体检时发现镜下血尿，时有腰部酸软，分娩后于我院就诊，诊断为慢性肾小球肾炎，未系统用药治疗。现症见：腰部酸软，喜揉喜按，轻度乏力，晨起眼睑时有浮肿，时有盗汗，纳可，尿色时有深黄，尿量如常，大便调，夜寐多梦，时有心烦。舌质暗红，苔白微黄，脉滑。

既往史：体健。

尿常规：蛋白（+），隐血（+），红细胞99.8个/μL，镜检红细胞25～30个/高倍镜视野。

中医诊断：肾虚腰痛（肾阴虚兼水湿内停）。

西医诊断：慢性肾小球肾炎。

治法：补肾滋阴，健脾祛湿，辅以清热凉血。

方 药

黄芪 35g　　菟丝子 10g　　枸杞子 10g　　白术 15g

太子参 20g　　山药 15g　　熟地黄 15g　　山茱萸 20g

金樱子 10g　　泽兰 10g　　茯苓 25g　　泽泻 15g

牡丹皮 10g　　仙鹤草 30g　　女贞子 15g　　墨旱莲 30g

生地榆 15g　　老头草 30g　　黄柏 10g

14 剂，水煎服。

二诊（2020 年 4 月 30 日）：患者仍觉腰部酸软，活动后缓解，轻度乏力，晨起偶有眼睑浮肿，尿色黄，多梦好转，可深度睡眠。舌质暗红，苔薄微黄，脉沉滑。**尿常规：蛋白（±），隐血（+），镜检红细胞 15 ～ 20 个 / 高倍镜视野。**

方 药

菟丝子 10g　　枸杞子 10g　　白术 15g　　太子参 20g

山药 15g　　熟地黄 15g　　山茱萸 20g　　黄芪 35g

金樱子 10g　　茯苓 25g　　泽泻 15g　　牡丹皮 10g

仙鹤草 30g　　女贞子 15g　　墨旱莲 30g　　生地榆 15g

老头草 30g　　黄柏 10g　　柴胡 15g　　三七粉 6g（冲服）

14 剂，水煎服。

学生：对于慢性肾小球肾炎血尿患者为何多用女贞子、墨旱莲，配伍时要注意哪些方面？

郭恩绵：慢性肾小球肾炎之尿血多病势缠绵，反复迁延，易耗气伤阴，故治疗时偏于补肾滋阴，临床常用方剂多以六味地黄丸、二至丸等化裁。女贞子滋补肝肾，兼清虚热，补中有清，为清补退热之品。墨旱莲甘寒益阴补肾、酸寒凉血止血，可用于治疗阴虚火旺、血热妄行所致的多种出血病证。两药常合用，名为二至丸，具有补益肝肾、滋阴止血之功效。临床上伴有血热妄行者可酌加凉血止血活血药，以防有留瘀之弊。此方中选用三七粉止血活血。三七微苦泄散，甘补温通，走守兼备，泄中兼补，入肝、胃经。止血与化瘀力均强，并能补虚，有止血而不留瘀、活血而不耗气之优，内服、外用皆有效，凡有出血及瘀肿即可投之，偏寒兼虚者最宜，偏热无虚者当配清热凉血之品，如老头草。老头草别名火绒草，《东北常用中草药手册》载其"清热凉血，益肾利水，治急性肾炎尿血"。现代研究表明，老头草有抗变态反应、抗炎的作用。同时告诫血尿患者病证易反复缠绵，故用药时间较长。临床要注意凉血止血药的寒性，可酌加温补肾阳之品。

◎ 5.王某，女，40岁。2022年1月18日初诊。

主诉：双下肢反复浮肿3年，腰痛、颜面浮肿半个月。

现病史：3年前患者无明显诱因出现双下肢浮肿，反复发作，曾于我院就诊，诊断为慢性肾小球肾炎，并住院予百令胶囊、肾康宁等药物治疗，效果不明显。近半个月出现腰痛、颜面及双下肢浮肿，遂来诊。现症见：腰痛，颜面、双下肢浮肿，腰酸，胃胀，不恶心，纳可，夜寐梦多，左肋下时有疼痛，经期加重。舌质暗红，苔白微黄，脉沉滑，尺弱。

既往史：未见异常。

尿常规：蛋白（＋），镜检红细胞 3～5 个 / 高倍镜视野。

中医诊断：腰痛（脾肾气虚）。

西医诊断：慢性肾小球肾炎。

治法：益气补肾，行气利水。

方　药

黄芪 35g	白术 20g	太子参 15g	菟丝子 15g
枸杞子 20g	金樱子 15g	山茱萸 15g	丹参 10g
泽兰 15g	车前子 15g	土茯苓 15g	防己 10g

7 剂，水煎服。

二诊（2022 年 1 月 25 日）：患者腰痛好转，颜面浮肿较前消减，双下肢仍浮肿，纳可，时有饭后嗳气，二便调。舌红，苔薄黄少津，脉沉滑。上方加柿蒂 10g，枳壳 15g。14 剂，水煎服。

三诊（2022 年 2 月 8 日）：患者腰痛好转，颜面稍浮肿，双下肢浮肿消退，纳可，嗳气已止，无胃部不适，痛经明显。舌质淡红，苔薄稍黄，脉沉滑。**尿常规：蛋白（－），镜检红细胞 4～6 个 / 高倍镜视野。**二诊方去丹参、泽兰，加柴胡 15g，白芍

15g，狗脊 15g，郁金 10g。14 剂，水煎服。

学生：该病例前期以补益脾肾为主，后期为何重用疏肝行气之药？

郭恩绵：患者以腰痛、双下肢与眼睑浮肿为主要表现来诊，故诊断为腰痛。中年女性，久病耗伤正气，所谓"正气存内，邪不可干""邪之所凑，其气必虚"，脾肾气虚，水液代谢失司，泛溢于肌肤可见眼睑及双下肢浮肿，即《素问·水热穴论》中所谓："肾者，胃之关也，关门不利，故聚水而重其类也。上下溢于皮肤，故为浮肿。浮肿者，聚水而生病也。"肾虚腰府失养，故可见腰痛。肾主骨生髓，肾虚，髓海失养，可见夜寐梦多等症。久病不复，气血运行不畅，精微输布失常，血瘀内生，阻于络脉导致肾虚络瘀，可见舌色暗。前期以黄芪、太子参、白术健脾益气、化水祛湿；菟丝子、山茱萸、枸杞子、金樱子补肾益精、固本扶正；丹参、泽兰活血通络；加入车前子、土茯苓、防己以淡渗祛湿、利水消肿。后期患者已无嗳气，尿蛋白已消，浮肿明显好转，现痛经明显，考虑为肾气虚血瘀所致。为补益肾气、温经通脉而加用行气之品。柴胡苦辛，疏肝解郁，白芍苦酸，养血敛阴、缓急止痛，二药合用一疏一敛，相得益彰，行气而不伤阴血。狗脊甘温，补肝肾精，可温通冲任二脉，郁金辛寒，活血止痛、凉血破瘀，使胞宫瘀血得除，二药合用可防止狗脊温补过燥、郁金寒凉伤阳气。

◎ 6.李某，女，62岁。2022年5月5日初诊。

主诉：腰酸痛10年余。

现病史：10年前患者无明显诱因出现腰酸痛症状，久坐加重，伴有耳鸣、夜寐差，当时于某医院就诊，诊断为慢性肾小球肾炎，曾用药治疗，症状缓解不明显，遂来诊。现症见：腰酸痛，久坐症状加重，纳欠佳，夜寐差，时有耳鸣、手足心热，尿色黄赤。舌质紫暗，苔略黄，脉沉略数。

既往史：慢性咽炎多年；预激综合征两年。

尿常规：蛋白（++），尿隐血（+++），镜检红细胞30～40个/高倍镜视野。

中医诊断：肾虚腰痛（气阴两虚兼瘀血阻络）。

西医诊断：慢性肾小球肾炎。

治法：补肾滋阴，健脾益气，辅以凉血活血。

方 药

黄芪35g	白术20g	太子参15g	菟丝子15g
枸杞子20g	金樱子15g	山茱萸15g	丹参10g
泽兰15g	小蓟50g	茜草20g	白茅根50g
女贞子15g	三七粉6g（冲服）		

7剂，水煎服。

二诊（2022年5月12日）：患者服药后腰酸痛症状减轻，仍耳鸣、手足心热，尿色淡黄，纳可，二便调。舌质暗红，苔略

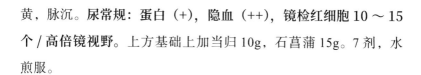

黄，脉沉。**尿常规：蛋白（+），隐血（++），镜检红细胞 10～15 个/高倍镜视野。**上方基础上加当归 10g，石菖蒲 15g。7 剂，水煎服。

学生：该患者久病，镜下血尿明显，临床上多选用何法何药治疗为宜？

郭恩绵：患者以腰酸痛为主要表现来诊，故诊断为腰痛。患者患腰部酸痛 10 余年，久病耗伤正气，肾气虚，腰脊失养，可见腰酸不适；"久坐伤肉"，脾主四肢肌肉，故久坐伤脾，气血运行不畅。久病耗气伤阴，血瘀内生为本病之基本病机。气虚，运化失司，可见纳差；阴虚生内热，可见耳鸣、手足心热等症；气虚血瘀，久病入络，久病必瘀，可见舌紫暗；肾病日久，正气虚弱，致肾精亏虚，肾气不固，精血下泄，则尿色黄赤。《难经》云："损其肾者，益其精。"故方中以黄芪、太子参、白术健脾益气；以菟丝子、山茱萸、金樱子补肾益精、固本扶正；以丹参、泽兰活血通络。小蓟，甘、微苦，性凉，可凉血止血、利尿通淋。其性凉入心经，别走膀胱，功专清心及小肠实热、利尿通淋、凉血止血，为治尿血之要药。茜草，苦咸微寒，凉血止血、活血化瘀，苦寒可清热泻火，清血中之热、凉血止血，又能活血化瘀，止血而不留瘀，清热而不伤阴。张山雷在《本草正义》中云："白茅根，寒凉而味甚甘，能清血分之热，而不伤于燥，又不黏腻，故凉血而不虞其积癖……又能通淋闭而治溲血下血。"白茅根甘寒，有凉血止血、清热利尿之功效，故在治疗血尿时，常用白茅根，用量可在 30g 以上。女贞子，可滋补肝肾之阴；与菟丝子配伍，可增强滋补肝肾、养肝明目的作用，适用于阴虚阳亢之头晕目眩、耳鸣等。三七，可治各种出血之证，止血作用甚佳，并能活血化瘀，具有止血不留瘀之特点。

◎ 7. 刘某，女，50 岁。2020 年 12 月 7 日初诊。

主诉：腰痛，间断出现肉眼血尿两年余。

现病史：患者两年前发现肉眼血尿，尿色鲜红，无小便频数涩痛及腹痛，腰痛，查尿常规示隐血（++），镜检红细胞 30 ～ 35 个 / 高倍镜视野，红细胞异形率 80%，肾功能正常，诊断为慢性肾小球肾炎。两年来间断口服中成药治疗，病情逐渐加重。现症见：腰痛，尿色淡红，时有时无，伴有乏力，腰酸腿软，食少便溏，耳中蝉鸣，畏寒，夜尿多（4 ～ 5 次 / 夜），带下清稀量多。舌淡，苔白，脉无力。无尿频、尿急、尿痛，无阴道流血及腹痛等症状。

既往史：未见异常。

尿常规：隐血（++），镜检红细胞 20 ～ 30 个 / 高倍镜视野，红细胞异形率 85%；双肾彩超检查未见异常。

中医诊断：腰痛（脾肾两虚）。

西医诊断：慢性肾小球肾炎。

治法：补肾温阳，益气健脾，辅以凉血活血。

方 药

黄芪 35g	枸杞子 20g	狗脊 20g	白术 20g
山茱萸 20g	菟丝子 20g	僵蚕 10g	丹参 15g

金樱子 15g 　　 巴戟天 15g 　　 太子参 15g 　　 杜仲 15g

小蓟 50g 　　 白茅根 30g 　　 泽兰 10g

7 剂，水煎服。

二诊（2020 年 12 月 15 日）：患者腰痛乏力减轻，手脚热，口中黏腻苦涩，舌质淡红，苔黄腻，脉细。**尿常规：隐血（+），镜检红细胞 3～5 个 / 高倍镜视野，镜检白细胞 10～15 个 / 高倍镜视野，红细胞异形率 80%**。方药：上方基础上去巴戟天，加蒲黄 10g，冬葵子 15g，土茯苓 20g。14 剂，水煎服。

三诊（2021 年 1 月 10 日）：患者尿色淡黄，乏力、腰痛腿软症明显缓解，纳可，仍觉畏寒，较前手足已暖，夜尿 2～3 次，夜寐安。舌淡，苔白，脉细。**尿常规：蛋白（±），隐血（±），镜检红细胞 1～2 个 / 高倍镜视野，镜检白细胞 7～10 个 / 高倍镜视野；红细胞异形率 50%**。方药：上方基础上加柴胡 15g，芡实 15g，蝉蜕 10g。14 剂，水煎服。

学生：该患者以腰痛伴尿血来诊，但未以止血药物为主治疗，为何如此用药？

郭恩绵：患者平时工作压力大，劳累损伤脾肾，肾府既虚，加之后天之脾胃不能充养，腰府失养则腰痛；气虚肾络失于封藏、统摄，则见尿血、小便频数、带下量多清稀；肾气不足可见乏力、耳鸣；气损及阳则见畏寒；舌淡、苔白、脉无力为脾肾两虚之象。肾气不固、脾气失摄而致肾络失于开阖引发尿血。初期以脾肾阳虚为主，故予玉肾露1号加减。中期湿瘀化热灼伤肾络，去助火之巴戟天，加清热利湿之冬葵子、土茯苓；以蒲黄凉血化瘀止血，活血不留瘀，化瘀不伤正，可双向调节血尿。后期加用虫类药物祛除瘀阻于肾络之浊邪。正如《景岳全书》提出："凡治血证，须知其要，而血动之由，唯火唯气耳。故察火者，但察其有火无火，察气者，但察其气虚气实，知此四者而得其所以，则治血之法无余义矣。"组方根据疾病的不同阶段，灵活加减，初为补气固络止血，后为凉血化瘀通络止血。

◎ 8. 李某，女，65岁。2018年8月24日初诊。

主诉：腰酸痛、尿色淡红反复发作2年，加重3天。

现病史：2年前患者无明显诱因出现腰酸痛、尿色淡红，于某医院就诊，尿液相关检查示尿蛋白（－），隐血（＋＋＋），镜检红细胞40个以上／高倍镜视野，诊为慢性肾小球肾炎，曾口服西药及中成药治疗，病情时轻时重。3天前患者因感冒出现上述症状加重，未服感冒药，今日来诊。腰酸痛，尿色淡红，膝软乏力，咽痛，纳呆，腹胀，大便微溏。舌质暗红，苔薄白微黄，脉沉滑。

既往史：青光眼术后。

尿常规：蛋白（－），隐血（＋＋＋），镜检红细胞40个以上／高倍镜视野，红细胞异形率80%。血常规、肾功能、泌尿系统彩超检查未见异常。

中医诊断：腰痛（脾肾两虚兼风热）。

西医诊断：慢性肾小球肾炎。

治法：补肾填精，健脾益气，辅以清热凉血。

方 药

黄芪 35g	白术 20g	太子参 15g	菟丝子 15g
枸杞子 20g	金樱子 15g	山茱萸 15g	茜草 10g
白茅根 30g	小蓟 30g	老头草 30g	柴胡 10g
炒枳壳 10g	砂仁 6g（后下）		

7 剂，水煎服。

二诊（2018 年 8 月 31 日）：患者服药后无不适，仍有腰酸痛，咽痛及腹胀减轻。舌质淡红，苔薄白微黄，脉滑。**尿常规示隐血（++），镜检红细胞 25 ～ 30 个 / 高倍镜视野。**方药：上方基础上加狗脊 20g，杜仲 15g。14 剂，水煎服。

三诊（2018 年 9 月 14 日）：患者腰酸痛减轻，其余症状均较前缓解。舌质暗红，苔白微黄，脉滑。**尿常规示隐血（++），镜检红细胞 8 ～ 10 个 / 高倍镜视野，镜检白细胞 1 ～ 3 个 / 高倍镜视野。**原方继服 14 剂，水煎服。

学生：肺热之证为何会致腰痛血尿反复发作？

郭恩绵：患者为老年女性，且病程较长，久则累及脾肾两脏，正气虚弱，致脾肾气虚，肾气不固，则腰痛、尿血。王肯堂云："肺金者，肾水之母，谓之连脏，肺有损伤妄行之血，若气逆上者则为呕血矣，气不逆者，此之何不从水道下降入胞中耶，其热亦直抵肾与膀胱可知也。"《血证论》载"肺为水之上源，金清则水清，水宁则血宁"。故本病因感受风热之邪，出现病情反复。予玉肾露1号为主方补肾填精、益气扶正。药以太子参、黄芪、白术补气健脾，三味药均入脾经，有健脾之功，起到以后天而养先天的作用；以柴胡、枳壳、砂仁理气化湿健脾；以茜草、白茅根、小蓟清热凉血止血。

（于艳、修静）

汗 证

一、概述

汗证是以汗液外泄失常为主症的一类病证。汗证分为两种：不受外界因素影响，白昼时时汗出，动辄益甚为自汗；寐中汗出，醒来汗止为盗汗。《黄帝内经》中对"汗"早有认识，认为汗出与心的关系最为密切。《金匮要略》中首载"盗汗"，并认为由虚劳所致者较多。

二、病因病机

郭恩绵认为治疗本病重在治脾肾，此证以虚证多见。素体不强或劳欲太过，久病耗伤，而致气血耗伤，营卫不足。卫气不足则腠理不固，汗液外泄为自汗；营阴不足，虚热内生，迫津外泄为盗汗；营卫失和，腠理不密，汗液外泄，亦可致汗出，此种汗出往往伴寒热往来、半身汗出等。郭恩绵辨汗证主要分为辨虚实及辨寒热。如夹杂实证之湿热或火热等亦可致汗出，此时往往需临证加减。如虚证汗多者则加浮小麦、煅龙骨、煅牡蛎等；气虚明显者加党参、黄芪等；实热证明显者加石膏；便秘者加决明子等。

三、辨证论治

1.分型论治

（1）肺卫不固

临床表现：汗出恶风，稍劳尤甚，易于感冒，体倦乏力，面色少华，脉细弱，苔薄白。

治法：益气固表。

代表方：玉屏风散。

（2）阴虚火旺

临床表现：夜寐盗汗，或时有自汗，五心烦热，或兼午后潮热，两颧色红，口渴，舌红少苔，脉细数。

治法：滋阴降火。

代表方：当归六黄汤。

（3）心血不足

临床表现：睡则汗出，醒则自止，心悸怔忡，失眠多梦，神疲气短，面色少华，舌质淡，苔白，脉细。

治法：补养心血。

代表方：归脾汤。

（4）邪热熏蒸

临床表现：蒸蒸汗出，汗黏，易使衣服黄染，面赤烘热，烦

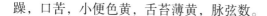
躁，口苦，小便色黄，舌苔薄黄，脉弦数。

治法：清肝泄热，化湿和营。

代表方：龙胆泻肝汤。

2. 验方分析

郭恩绵治疗汗证之大法主以补益脾肾为主，辅以活血通络、收敛固摄。主方为郭恩绵自拟之玉肾露 1 号加减。

（1）补益脾肾

张志聪认为，黄芪可补气助阳，内资经脉，外资肌肉，补正气之虚，故能益气收敛；《神农本草经》谓白术"气味甘温……止汗，除热"。白术质多脂液，张志聪认为其为调和脾土之药。临证使用可补益脾土，土气运行，则周身之气血流通，卫气充盈，故能止汗。太子参平补气阴、补虚扶正；**菟丝子气味辛甘，得手足太阴之气，故主续绝伤、补不足，能益气、助卫表；《神农本草经》谓枸杞子"久服坚筋骨，轻身不老，耐寒暑"，其得少阴水阴之气，可益五脏正气之不足，故可扶正止汗。**

（2）活血通络

泽兰生于水，性味辛苦微温，辛可通利，故主通络，络通则气血运行畅通；**生于水，得水之性亦可得五运之气主三阴之证，汗为阴，故可止。**《神农本草经》谓丹参"气味苦，微寒，无毒。主心腹邪气，肠鸣幽幽如走水，寒热积聚，破癥除瘕"。丹参味苦微寒，可通；亦得少阴之气化，且色赤，禀少阴君火之气，汗为心之液，故主之；下交于地，使得上下相交，则中土自和，土气得舒，气血充盈，则汗得止；且君火之气下交，则土温而水不泛滥，亦助止汗。

（3）收敛固摄

《神农本草经》谓金樱子"主脾泄下痢，止小便利，涩精气"。金樱子味酸敛肝，肝不疏泄，精气自涩，汗亦为精，故得敛。

四、临床医案

◦ 刘某，男。2019 年 7 月 30 日初诊。

主诉：虚汗 5 年余。

现病史：患者 5 年余前无明显诱因出现虚汗，曾服用中药治疗 5 个月（具体药物不详），有所好转，后又反复。现症见：睡眠不实，腰膝酸软，大便多不成形，小便调畅，纳可。舌质红，苔薄白，脉滑。

中医诊断：汗证（脾肾两虚）。

西医诊断：多汗。

治法：补益脾肾。

方 药

太子参 20g	黄芪 30g	麸炒白术 15g	枸杞子 15g
菟丝子 10g	金樱子 10g	山茱萸 20g	泽兰 15g
狗脊 20g	杜仲 15g	茯苓 15g	诃子 10g
芡实 15g	党参 15g		

7 剂，水煎服。

二诊（2020年8月6日）：患者服药后无明显异常，偶有腰酸痛，大便不成形，神清，舌紫红，苔薄白，脉滑。

方 药

丹参10g	太子参20g	黄芪30g	麸炒白术15g
枸杞子15g	菟丝子10g	金樱子10g	山茱萸20g
泽兰15g	党参15g	诃子15g	茯苓20g
狗脊20g	续断15g	延胡索10g	柴胡15g

7剂，水煎服。

三诊（2020年8月15日）：患者服药后无明显不适，舌质红，苔薄黄，脉滑有力。

方 药

丹参10g	太子参20g	黄芪30g	麸炒白术15g
枸杞子15g	菟丝子10g	金樱子10g	山茱萸20g
泽兰15g	党参15g	诃子15g	茯苓20g
狗脊20g	续断15g	延胡索10g	柴胡15g
黄连6g			

7剂，水煎服。

按：患者首诊之时已患汗证5年之久，病程长，且自述病情时有反复，故可见患者现以虚证为主，故郭恩绵以自拟之玉肾露

1号为底方，以补益脾肾为大法配合通络收敛。患者来诊时自述腰膝酸软、大便溏泄，此皆为脾肾两虚之体现，故除原方外，郭恩绵加入党参15g以增强补益脾肾之功，加狗脊20g，杜仲15g以补肾强腰，加诃子10g，芡实15g以收敛固摄止便溏；睡眠不实，则加入茯苓15g以补脾安神。二诊之时患者无明显不适，偶有腰酸痛，大便不成形，故于上方中减去芡实及杜仲，加入续断15g以增强温阳通络、补益脾肾之功；但舌紫红，说明此时体内郁滞较明显，故于上方中加入延胡索10g，柴胡15g以疏肝行气，肝气得疏，周身之气血则可运行。三诊之时，患者服药后无明显不适，舌质已色红，但苔薄黄、脉滑有力，均为内热之表现，故于上方中加黄连6g以清内热。用药仅3周，疗效明显，由此可见郭恩绵临证遣方用药之精妙。

（徐铭聪、卞蓉）

滑　精

一、概述

　　滑精指的是清醒时无刺激的情况下精液流出，为遗精的一种。首见于《黄帝内经》，称其为"精时自下"。

二、病因病机

　　郭恩绵认为滑精多因肾气不固，或热扰精室，使肾失封藏，精液外泄所致。总体病位在肾，但与脾密切相关。脾主运化，脾气散精，下归于肾。若脾虚则湿邪下扰精室，或脾气不足，致气不摄精而成滑精。郭恩绵认为，任何病都有虚实之别，并且多为虚实夹杂，疾病日久，极易致瘀。

三、辨证论治

1.分型论治

（1）**君相火旺**

临床表现：性欲亢奋，易举易泄，心烦寐差，潮热颧红，腰酸耳鸣，口干多饮，溲黄便结，舌红，苔少或薄黄，脉细数。

治法：清心泄肝。

代表方：黄连清心饮合三才封髓丹。

（2）**湿热下注**

临床表现：滑精频作，小便黄赤，热涩不畅，口苦而黏，舌红，脉濡数或滑数。

治法：清热利湿。

代表方：程氏萆薢分清饮。

（3）**劳心伤脾**

临床表现：滑精时作，劳则加重，失眠健忘，伴有心悸气短，四肢倦怠，纳少腹胀，面色萎黄，大便溏薄，舌淡边有齿痕，苔薄白，脉细弱。

治法：调补心脾，益气摄精。

代表方：妙香散。

（4）**肾气不固**

临床表现：滑精频作，伴头晕，腰膝酸软，形寒肢冷，面色㿠白，阳痿早泄，精液清冷，夜尿清长，舌淡胖而嫩，苔白滑，脉沉细。

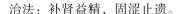

治法：补肾益精，固涩止遗。

代表方：金锁固精丸。

2.验方分析

郭恩绵治疗滑精之大法主以补益脾肾为主，辅以活血通络；因所滑之精为精微，需收敛，故再配合收敛固摄之法。主方为郭恩绵自拟之玉肾露 1 号。

该方具有补益脾肾、活血通络、收敛固摄之功，适当加减能有效治疗各类型的滑精。

四、临床医案

◎ 杜某，男。2020 年 4 月 27 日初诊。

主诉：滑精 5 年。

现病史：患者 5 年前进食羊肉后出现滑精，经过治疗未好转，服用补肾药物则 3 天左右滑精 1 次。症见：滑精，梦遗少，纳可，寐可，二便可，舌红，苔薄黄，脉滑。

中医诊断：滑精（脾肾两虚）。

西医诊断：遗精。

治法：补益脾肾。

方 药

丹参 10g	太子参 20g	黄芪 30g	白术 15g
枸杞子 15g	菟丝子 10g	金樱子 10g	山茱萸 20g

泽兰 15g　　　小蓟 30g　　　黄柏 10g　　　墨旱莲 30g

白茅根 30g　　柴胡 10g

7 剂，水煎服。

二诊（2020 年 5 月 4 日）：患者滑精较前减轻，舌红，苔薄黄，脉滑。

方 药

丹参 10g　　　太子参 20g　　黄芪 30g　　　白术 15g

枸杞子 15g　　菟丝子 10g　　金樱子 10g　　山茱萸 20g

泽兰 15g　　　小蓟 30g　　　黄柏 10g　　　墨旱莲 30g

白茅根 30g　　柴胡 10g　　　党参 15g　　　诃子 10g

7 剂，水煎服。

三诊（2020 年 7 月 16 日）：滑精较二诊减轻，时而自觉畏寒，舌红略暗，苔薄黄，脉滑。

方 药

党参 30g　　　白术 15g　　　茯苓 20g　　　山药 15g

砂仁 6g　　　　莲子 10g　　　芡实 15g　　　诃子 10g

鸡内金 15g　　肉豆蔻 10g　　泽泻 15g　　　柴胡 15g

7 剂，水煎服。

按：患者自述 5 年前进食羊肉后出现上述滑精之症，说明发病为湿热下扰精室所致，但已过去 5 年之久，虚证已成，此时病机为虚实夹杂，故主以补益为大法，配合去实及固摄，予验方玉肾露 1 号加减以补益脾肾、活血通络、收敛固摄。但患者此时的舌脉说明体内之湿热仍在，故于方中加小蓟 30g，白茅根 30g，黄柏 10g，墨旱莲 30g 以凉血兼清利下焦湿热；实证日久，气机阻滞，故加柴胡 10g 以疏肝通络，助行气化瘀。二诊之时，患者自述滑精已减轻，但仍存在，故加党参 15g，诃子 10g 以增强益气固摄之功。三诊之时，患者自觉滑精较前减轻，故更改方药，予党参 30g，白术 15g，茯苓 20g，山药 15g，莲子 10g，芡实 15g，诃子 10g 以补益收敛固摄；加肉豆蔻 10g 以增强温补下元之力；加鸡内金 15g，泽泻 15g 以通利，防补益太过之壅滞；加砂仁 6g，柴胡 15g 以调畅周身气机。由此可见，郭恩绵临证用药之体会独到。

（徐铭聪、回世洋）

泄 泻

一、概述

泄泻是以排便次数增多，粪便稀溏，甚至泻出如水样为主症的病证。大便溏薄者称为泄，时作时止，病势较缓；大便如水注者称为泻，病势较急。部分患者可伴有食欲欠佳、不思饮食、腹痛、肠鸣、腹胀、恶寒发热等表现。泄泻可见于西医学的多种疾病中，如急性肠炎、慢性肠炎、肠结核、肠易激综合征、吸收不良综合征等。

二、病因病机

泄泻病位在肠，主病之脏在脾，与肝肾密切相关，脾虚湿盛是泄泻发生的关键。如《症因脉治》载："脾主制水，饮食伤脾，则不能运化水谷而成泄泻。肾主闭藏，色欲伤肾，则失封闭之权而成泻。肝主疏泄，恼怒伤肝，则木能克土，而彰施泄之令。"脾主升清，喜燥恶湿；肾主命门之火，能暖脾助运，腐熟水谷；肝主疏泄，调节脾运。饮食不节、情志不遂、劳逸过度，以及感受风、寒、暑、湿、热等外邪皆易折伤脾胃，尤以湿邪为主。湿为阴邪，易困脾阳，脾受湿困则纳运失司、升降失职，小肠不能分清泌浊，大肠不能传导糟粕，水反为湿，谷反为滞，混合而下，导致泄泻。肝主疏泄，喜条达而恶抑郁，若肝气郁结，疏泄不及，气机升降失常，横逆乘土，也可导致泄泻。

《仁斋直指方论》载："人皆以泄为脾恙，而不知肾病有泄焉。"最早记载肾泄概念的《华佗神医秘传》载："其原为肾阳虚亏，既不能温养于脾又不能禁固于下……此病藏于肾，宜治下而不宜治中。"此段论述言简意赅，明确指出本病关键是肾阳虚衰，火不生土，闭藏失职。病变的部位在脾肾两脏，病变的根本在于肾阳亏虚，命门火衰。郭恩绵尤其重视肾虚在"久泻"疾病发展过程中的重要性，脾主为胃行其津液，为生湿之源，若脾虚运化失常，水液内停则引发湿胜，湿胜则濡泄。脾为后天之本，肾为先天之本，先后天相互资生，脾胃运化离不开肾中阳气的温煦蒸腾，肾中精气的充盈依赖水谷精微之培育，二者相互滋生，共司水谷运化及水液代谢。命门火衰，火不暖土，而肾脏虚衰，脾肾两虚，运化失司而成泄泻。

三、辨证论治

郭恩绵认为脾虚是泄泻之本，以脾阳虚为要，常见脾肾阳虚。在泄泻病辨证过程中，应首辨虚实、寒热，同时应重视病因，如外感泄泻应辨外邪性质，人体感受风、寒、湿、热等邪气皆可致泄泻，其中以湿邪为主，湿邪可外受亦可内生，可兼夹寒、热和食滞。临床治疗应抓住脾虚湿盛的关键病机，以健脾祛湿为总体治疗原则，再根据外感邪气的轻重，配以散寒、清热、消食之法，不可骤用补涩，以免闭留邪气。如虚证泄泻，则应以健运脾气为要，宜适当用温阳固涩之品，补火暖土。同时应注意调节气机的重要性，灵活应用化瘀之法。临床本病往往出现虚实夹杂，寒热互见，故而辨证时，应全面分析。

随着现代生活节奏加快，竞争压力增大，饮食不规律，贪食寒凉、辛辣刺激之品，不注意保暖，长期精神紧张，都可造成泄泻的发生及加重。治疗本病应根据患者的临床表现辨证论治，在药物治疗的基础上保持情志舒畅，注重保暖、调整饮食习惯、调节心理压力，也可结合食疗健脾益胃，以取得更好的疗效。

1. 治则治法

本病以运脾化湿为治疗原则。急性泄泻应着重化湿；慢性久泻应以健脾益气为主，肾虚泄泻应温肾健脾，同时灵活使用理气、化瘀之法。

2. 验方玉肾露1号

郭恩绵尤其重视补脾益肾在久泻疾病过程中的作用，临床以其验方玉肾露1号治疗久泻，取得良好疗效。泄利日久，脾胃运化功能低下，脾病及肾，使肾中精气不充，或年老久病体虚之人，肾阳虚衰，不能上济脾阳，致脾肾阳虚。湿邪困脾，脾运失司，升降失职，则肝失疏泄，气机失调，久则气血运行不畅，形成血瘀，故久泻应考虑使用化瘀之法。

3. 分型论治

郭恩绵根据其从医多年经验，融合了各家的泄泻辨治思想，认为治疗本病时应当着重从脾、肾、肝三脏入手，兼顾祛外邪、利水湿、消积食，临床强调辨证求因，审因论治，其常见分型如下。

（1）虚证泄泻

1）脾虚泄泻

症状特点：大便时溏时泻，迁延反复，食少，食后脘闷不舒，稍进油腻之物，则大便次数增多，面色萎黄，肢倦乏力。舌质淡，苔白，脉细弱。

治法：益气，健脾，和胃。

常用药：参苓白术散加减。常用人参、白术、茯苓、砂仁、桔梗、白扁豆、山药、莲子肉、薏苡仁等。

若脾阳虚衰，阴寒内盛，症见腹中冷痛、喜温喜按、手足不温、大便腥秽者，可用附子理中汤以温中散寒；若久泻不愈，中气下陷，症见短气肛坠、时时欲便者，可用补中益气汤加减，并重用黄芪、党参以益气升清、健脾止泻。

2）肾虚泄泻

症状特点：下利清谷，食入即泻，完谷不化，或五更泄泻，畏寒肢冷，小腹冷痛，腰膝酸软，小便不利，或面目肢体浮肿，舌淡胖，苔白滑，脉沉细。

治法：温肾健脾，理气固涩。

常用药：鹿茸、附子、桂枝、白术、黄芪、白芍、茯苓、山茱萸、山药等。

久泻与肾虚的关系十分密切，以脾肾阳虚型久泻最为常见，脾肾两脏阳气虚衰，温煦、运化、固摄作用减退则下利清谷、泄泻滑脱或五更泄泻。肾气虚，固摄无权也可导致泄泻，若年老体弱，久泻不止，中气下陷，加黄芪、党参、白术益气升阳。如因肾阴亏虚、肾精不足，不能滋补脾胃，脾失运化，下不能封藏固摄，致大便滑泄，治疗上多用熟地黄、山药、车前子、山茱萸、五味子、肉苁蓉等滋肾阴之品。

3）肝气乘脾

症状特点：常因抑郁恼怒或情绪紧张诱发，多有双侧胁肋部痞满不适，常叹息嗳气，腹痛即欲大便，便后痛减，舌淡红，脉细或弦细。

治法：抑肝扶脾。

常用药：柴胡、白芍、枳壳、厚朴、木香、香附等，若脾虚明显，可加党参、白术、薏苡仁、陈皮等健脾运脾之品。若肝泻日久，气郁日久，转入血络，脾土不疏，可从化瘀入手，加用活血化瘀之品如丹参、桃仁、红花等。

（2）实证泄泻

症状特点：大便清稀，或如水样，腹痛食少，或兼恶寒发热头痛，多属寒湿证；大便稀溏，粪色黄褐，泻物臭秽，肛门灼热者，多属湿热证；大便臭如败卵，完谷不化，嗳腐酸臭，不思饮食，多为伤食证。

治法：以祛湿健脾为原则；寒湿证应温化寒湿、湿热证应清化湿热、伤食证应消食导滞。

常用药：以白术、茯苓、陈皮、半夏、厚朴、大腹皮以健脾除湿理气。夹寒者，可加荆芥、防风、柴胡、羌活等疏风散寒；夹热者可加葛根、黄芩、黄连等清热燥湿之品；夹食者可加神曲、山楂、麦芽，或用保和丸消食导滞。

湿邪为泄泻的主要病因，外受湿邪可兼夹寒、热或食滞。若湿偏重，可加薏苡仁、茯苓、泽泻、车前子以增利湿之力；若寒湿在里，寒重于湿，腹胀冷痛者，可用理中丸加味；若有发热头痛、脉浮等风热症状，可加金银花、连翘、薄荷；若食滞较重，见脘腹胀满、泻而不畅者，可加大黄、枳实、槟榔等荡涤肠胃、祛邪安正。

四、临床医案

◎ 刘某，男，45 岁。2019 年 7 月 29 日初诊。

主诉：大便稀溏 5 年。

现病史：患者 5 年前出现大便稀溏，平素常自汗，腰酸腿痛，曾口服中药汤剂治疗 5 个月，稍有好转，睡眠不实，舌红，苔薄白，脉滑。

既往史：银屑病，前臂有小块破损，无压痛。

中医诊断：泄泻（脾肾阳虚）。

西医诊断：慢性肠炎。

治法：补脾益肾。

方 药

丹参 10g	太子参 20g	黄芪 30g	白术 15g
枸杞子 15g	菟丝子 10g	金樱子 10g	山茱萸 20g
泽兰 15g	狗脊 20g	杜仲 15g	茯苓 15g
诃子 10g	芡实 15g	党参 15g	

7 剂，水煎服。

二诊（2019 年 8 月 6 日）：患者服药后无异常反应，大便不成形症状缓解，仍自汗，腰酸痛，舌淡红，苔薄白，脉滑。予原方去杜仲，改茯苓为 20g，诃子为 15g，加泽泻 15g，续断 15g，延胡索 10g，柴胡 15g。7 剂，水煎服。

三诊（2019 年 8 月 15 日）：患者大便成形，自觉汗出减少，稍有腰酸，舌质红，苔薄黄，脉滑有力。予上方加黄连 6g。7 剂，水煎服。

按： 郭恩绵认为，久泻多与脾肾阳虚关系密切，肾阳虚衰不能温养脾阳，或脾阳久虚不能充养肾阳，终致脾肾阳气俱伤，中阳受损，运化无权，固摄失司，则大便稀溏、久泻不止；腰为肾之府，肾主骨生髓，肾精亏虚，腰府失养，故见腰痛；气虚不能固摄汗液，故见汗出。治以温补脾肾、益气固摄、涩肠止泻。

（雷芷晗、杨冠琦、韩诗雨）

第九章
阳 痿

一、概述

阳痿是临床常见的男科疾病之一，是指男子在性交时阴茎不能勃起，或者勃而不坚，或射精前即软的男科疾病。西医学称本病为勃起功能障碍。古有"阴痿""宗筋弛纵""筋萎"等别称。本病病因复杂，西医治疗方式单一，长期服用西药易使患者产生心理依赖且有较多不良反应，中医药治疗本病优势明显。

二、病因病机

肾虚是阳痿的基本病机，《诸病源候论》里提到："劳伤于肾，肾虚不能荣于阴器，故痿弱也。"指出了肾虚在阳痿发病过程中的重要性，认为阴器主要依赖肾精的濡养，而肾虚必然导致阴器失养，房事时则会痿软不用。郭恩绵认为，肾虚论在阳痿的传统认知与治疗中占据了主要地位，此外还要重视脾虚、肝郁、血瘀等致病因素。脾之经筋皆聚于阴器，脾主肌肉，为气血生化之源，脾胃运化正常，气血得以生成，肌肉得到充养，宗筋得用。脾失运化，气血生化乏源，宗筋失养，则阳事不举。肝血是性器官进行生理活动的物质基础之一，肝气疏泄使其气机通畅，血液充盈，当举则举。肝郁则疏泄失常，气机不畅，气血不能下达宗筋而致痿。肝郁常伴血瘀，肝气郁滞，疏泄失常，气机失调，血液运行不畅而致瘀，气血不能下达充养宗筋或瘀阻宗筋络脉致痿。

三、辨证论治

郭恩绵在治疗阳痿时，除将益肾填精作为基本原则外，还兼顾健脾疏肝、活血化瘀。肾藏精，主闭藏与生殖。肾气充盛天癸至，则男子可行房事。肾中精气亏虚则出现性欲低下，亦有精神萎靡、健忘恍惚等症状，应补肾益精。肾阴、肾阳为人体之根本，肾阴不足则机体失于濡养，肾阳不足则机体失于温煦。《景岳全书·阳痿》载："凡男子阳痿不起，多由命门火衰，精气清冷……但火衰者十居七八，而火盛者仅有之耳。"说明针对男子阳痿的治疗，应以补益肾阳为根本。脾气亏虚，气血乏源，宗筋失养则阳举困难，力不从心，神疲乏力，面色萎黄，遇劳加重，治宜益气健脾。肝藏血，主升发疏泄，宗筋因肝而起，肝经循行绕阴器，故能助气血充盈宗筋，因此肝气郁滞、肝经湿热、肝血不足均可致痿，应适当选择疏肝理气、清热利湿、养血助肝药物，使气机调畅、肝血充足以濡养宗筋。肝郁常兼血瘀，肝郁则气滞，气滞则血瘀，气血不能濡养宗筋而致痿，故治疗阳痿不离活血化瘀之法。郭恩绵认为养血活血、疏肝行气在阳痿治疗过程中发挥着重要作用，还需嘱咐患者调畅情志，适当锻炼。

1. 治则治法

本病治疗以补肾壮阳、填精益髓为主，兼以疏肝理气、活血化瘀。

2. 验方玉肾露 1 号

玉肾露 1 号中白术、黄芪、太子参益气补肾健脾，菟丝子、山茱萸、枸杞子、金樱子益肾固精，泽兰、丹参活血祛瘀。全方益肾固精、益气健脾、活血祛瘀，对于脾肾亏虚、瘀血内结的阳痿卓有成效。临证时可配伍疏肝理气之品，使气血调畅，宗筋得以濡养，当举则举。

3. 分型论治

（1）肾虚证

1）肾阳亏虚

症状特点：阳事不举，精神萎靡，疲乏倦怠，腰膝酸软，头昏乏力，畏寒肢冷，夜尿频繁，舌淡苔白，脉沉细。

治法：温补肾阳。

常用药：巴戟天、淫羊藿、补骨脂、肉苁蓉、菟丝子、金樱子、益智仁等。阳虚严重者可加入炮附子、肉桂；气虚偏重者可用党参、人参、黄芪、白术、茯苓等。失眠多梦者可用酸枣仁、丹参、远志、合欢皮、龙眼肉、茯神、何首乌等补益心脾、养心安神。

2）肾阴亏虚

症状特点：性欲淡漠，阳痿难举，或性欲旺盛，但举而不足，时间短暂，多伴房事后腰酸乏力，汗多心悸，足跟疼痛，或伴耳鸣、头晕，溲黄便干，脉细数，舌红苔少。

治法：益肾填精。

常用药：熟地黄、山药、山茱萸、枸杞子、女贞子、墨旱莲、鳖甲、何首乌、覆盆子等；阴阳俱虚者可用五子衍宗丸或金匮肾气丸阴阳双补。

（2）心脾亏虚

症状特点：阳举困难，力不从心，神疲乏力，面色萎黄，心悸，失眠多梦，纳少腹胀，舌质淡，苔白，脉细弱。

治法：益气健脾，养心补血。

常用药：黄芪、白术、茯苓、党参益气健脾；熟地黄、当归养血生血；柴胡、香附理气解郁。

（3）肝郁证

症状特点：阳痿不举，或举而不坚，或性欲淡漠，紧张焦虑，情志抑郁，善胸闷嗳气，胁痛腹胀，舌质淡红，脉弦。

治法：疏肝理气。

常用药：香附、延胡索、佛手、白芍、柴胡、陈皮、郁金、川芎、枳壳等。若肝经湿热，伴阴囊潮湿、睾丸疼痛者，可加用黄芩、栀子、车前子、木通、泽泻清热利湿；若肝血不足，伴头晕、失眠、多梦可加用四物汤、当归芍药散以养血助肝。

（4）血瘀证

症状特点：阳举微弱，甚或无勃起，阴囊坠胀疼痛，腰膝酸软，可伴小腹、睾丸、阴茎周围胀痛，缠绵难愈。舌质紫暗或有瘀点，脉涩不利。

治法：行气活血化瘀。

常用药：桃仁、红花、川芎、当归、赤芍、丹参、牛膝、鸡血藤、郁金等。也可适当选用水蛭、蜈蚣、土鳖虫、全蝎、炒僵蚕等虫类药，使血络通达、气血通畅，用量应慎重，防止伤正气。

四、临床医案

◎ 李某，男，37岁。2020年8月17日初诊。

主诉：阳痿1年余。

现病史：患者1年多前无明显诱因出现勃起困难，未系统诊治。现症见：阳痿不举，神疲乏力，腰酸痛，尿中有泡沫，平日急躁易怒，纳可，寐可，大便调。神清，面色正常，舌淡红，苔薄白，脉滑尺弱。

既往史：10年前曾诊出肾炎，用中药1年余。

中医诊断：阳痿（脾肾亏虚）。

西医诊断：勃起功能障碍。

中医诊断：脾肾亏虚证。

方 药

黄芪35g	白术15g	太子参20g	菟丝子10g
枸杞子10g	金樱子10g	山茱萸20g	蝉蜕15g
狗脊20g	牛膝15g	当归20g	柴胡15g

郁金 15g

14 剂，每日 1 剂，水煎服。

二诊（2020 年 8 月 31 日）：患者四肢渐有力，阳痿较前改善，尿中有少量泡沫，腰酸痛较前减轻，纳可，寐可，大便调。舌淡红，苔薄白，脉滑尺弱。上方继服 7 剂，水煎服。

按：肾虚精亏，真阳衰微，则宗筋不振，无以作强，则阳痿不举；脾虚气血，生化乏源，故神疲乏力；肾虚腰府失养故腰膝酸软；肾气亏虚，固摄失职则尿中可见泡沫；肝气郁结失于疏泄，气机失调，心神不宁则急躁易怒。方中菟丝子、枸杞子、金樱子、山茱萸益肾固精；黄芪、白术、太子参益气健脾；狗脊强腰止痛；柴胡、郁金疏肝理气、调畅气机；当归补血活血，牛膝补肝肾、引血下行，使气血下达宗筋。全方配伍，共奏益肾健脾、理气活血之功。

（雷芷晗、刘烨、韩诗雨）

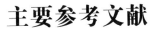

主要参考文献

[1] 梅长林，余学清．内科学·肾脏内科分册 [M]．北京：人民卫生出版社，2015．

[2] 张伯礼，吴勉华．中医内科学 [M]．北京：中国中医药出版社，2017．

[3] 苗蓓亮，于丽，张燕伟，等．肾性血尿的中西医研究进展 [J]．天津中医药，2022，39（12）：1619–1626．

[4] 赵涛．郭恩绵治疗肾小球肾炎血尿的经验 [D]．沈阳：辽宁中医药大学，2007．

[5] 郑雯婷，马进．郭恩绵治疗慢性肾炎血尿经验总结 [J]．云南中医中药杂志，2019，40（10）：6–8．

[6] 中华医学会．临床诊疗指南·肾脏病学分册 [M]．北京：人民卫生出版社，2011．

[7] 梁伟庆，梁东全，钟启胜，等．名老中医李鳌才辨治泄泻验案三则 [J]．中医临床研究，2022，14（36）：42–44．

[8] 王翠芳，李峰，王玉光．浅谈泄泻与脏腑的关系 [J]．中华中医药杂志，2011，26（9）：1921–1923．

[9] 华佗撰．华佗神医秘传 [M]．沈阳：辽宁科学技术出版社，1982．

[10] 马小兵，林佳佳，樊振，等．久泻之治 [J]．现代中医药，2016，36（2）：58–60．

[11] 高瑞瑞，王娟娥，封壮壮，等 . 从脾肝肾论治泄泻 [J]. 中医临床研究，2023，15（6）：7-10.

[12] 朱忠才，李响，刘雅君 . 慢性腹泻的中医证型与证治 [J]. 黑龙江中医药，2018，47（1）：5-6.

[13] 张芸旗，洪靖，王恒坤，等 . 张杰教授辨治泄泻经验及验案举隅 [J]. 浙江中医药大学学报，2021，45（6）：625-628，632.

[14] 卢冬冬，陶晨凯，焦薇薇，等 . 从五脏气化论阳痿辨治思路 [J]. 山东中医药大学学报，2022，46（4）：458-462.

[15] 马紫阳，任飞强，杨雪梅，等 . 中医辨证治疗阳痿研究进展 [J]. 陕西中医，2021，42（3）：402-404.

[16] 徐福松，刘承勇 . 阳痿中医特色疗法 [M] 北京：人民军医出版社，2015.